中医历代名家学术研究丛书

主编 潘桂娟

夏丽娜 编著

张山雷

Academic Research Series of Famous
Doctors of Traditional Chinese
Medicine through the Ages

"十三五"国家重点图书出版规划项目

U0308817

中国中医药出版社

· 北 京 ·

图书在版编目（CIP）数据

中医历代名家学术研究丛书. 张山雷 / 潘桂娟主编；夏丽娜编著. —北京：中国中医药出版社，2017.9
ISBN 978-7-5132-1758-3

Ⅰ.①中…　Ⅱ.①潘…②夏…　Ⅲ.①中医学 – 临床医学 – 经验 – 中国 – 近代　Ⅳ.①R249.1

中国版本图书馆 CIP 数据核字（2013）第 291776 号

中国中医药出版社出版

北京市朝阳区北三环东路 28 号易亨大厦 16 层
邮政编码　100013
传真　010 64405750
河北新华第二印刷有限责任公司印刷
各地新华书店经销

开本 880×1230　1/32　印张 5.75　字数 141 千字
2017 年 9 月第 1 版　2017 年 9 月第 1 次印刷
书号　ISBN 978 – 7 – 5132 – 1758–3

定价　42.00 元
网址　www.cptcm.com

社 长 热 线　010-64405720
购 书 热 线　010-89535836
侵 权 打 假　010-64405753

微信服务号　**zgzyycbs**
微商城网址　**https://kdt.im/LIdUGr**
官 方 微 博　**http://e.weibo.com/cptcm**
天猫旗舰店网址　**https://zgzyycbs.tmall.com**

如有印装质量问题请与本社出版部联系（010 64405510）
版权专有　侵权必究

项目来源及国家重点图书出版计划

2005 年度国家"973"计划课题"中医理论体系框架结构与内涵研究"（编号：2005CB532503）

2009 年度科技部基础性工作专项重点项目"中医药古籍与方志的文献整理"（编号：2009FY120300）子课题"古代医家学术思想与诊疗经验研究"

2013 年度国家"973"计划项目"中医理论体系框架结构研究"（编号：2013CB532000）

国家中医药管理局重点研究室"中医理论体系结构与内涵研究室"建设规划

"十三五"国家重点图书、音像、电子出版物出版规划（医药卫生）

前言

中医理论肇始于《黄帝内经》《难经》，本草学探源于《神农本草经》，辨证论治及方剂学发轫于《伤寒杂病论》。在此基础上，历代医家结合自身的思考与实践，提出独具特色的真知灼见，不断革故鼎新，充实完善，使得中医药学具有系统的知识体系结构、丰富的原创理论内涵、显著的临床诊治疗效、深邃的中国哲学背景和特有的话语表达方式。历代医家本身就是"活"的学术载体，他们刻意研精，探微索隐，华叶递荣，日新其用。因此，中医药学发展的历史进程，始终呈现出一派继承不泥古、发扬不离宗的繁荣景象。

中国中医科学院中医基础理论研究所，自2008年起相继依托2005年度国家"973"计划课题"中医学理论体系框架结构与内涵研究"、2009年度科技部基础性工作专项重点项目"中医药古籍与方志的文献整理"子课题"古代医家学术思想与诊疗经验研究"、2013年度国家"973"计划项目"中医理论体系框架结构研究"，以及国家中医药管理局重点研究室"中医理论体系结构与内涵研究室"建设规划，联合北京中医药大学等16所高等院校及科研和医疗机构的专家、学者，选取历代具有代表性或学术特色突出的医家，系统地阐释与解析其代表性学术思想和诊疗经验，旨在发掘与传承、丰富与完善中医理论体系，为提升中医师理论水平和临床实践能力和水平提供参考和借鉴。本套丛书即是此系列研究阶段性成果总结而成。

综观历史，凡能称之为"大医"者，大都博览群书，学问淹博赅洽，集百家之言，成一家之长。因此，我们以每位医家独立成书，尽可能尊重原著，进行总结、提炼和阐发。此外，本丛书的另一个特点是，将医家特色学术观点与临床实践相印证，尽可能选择一些典型医案，用以说明理论的实践价值，便于临床施用。本丛书现已列入《"十三五"国家重点图书、音像、电子出版物出版规划》中的"医药卫生"重点图书出版计划，并将于"十三五"期间完成此项出版计划，拟收载历代102名中医名家，总字数约1600万。

丛书各分册作者，有中医基础学科和临床学科的资深专家、国家及行业重点学科带头人，也有中青年教师、科研人员和临床医师中的学术骨干，分别来自全国高等中医院校、科研机构和临床单位。从学科分布来看，涉及中医基础理论、中医各家学说、中医医史文献、中医经典及中医临床基础、中医临床各学科。全体作者以对中医药事业的拳拳之心，共同努力和无私奉献，历经数年成就了这份艰巨的工作，以实际行动切实履行了传承、运用、发展中医药学术的重大使命。

在完成上述科研项目及丛书撰写、统稿与审订的过程中，研究团队暨编委会和审订委员会全体成员，精益求精之心始终如一。在上述科研项目负责人、丛书总主编、中国中医科学院中医基础理论研究所潘桂娟研究员主持下，由常务副主编张宇鹏副研究员、陈曦副研究员及各分题负责人——翟双庆教授、刘桂荣教授、郑洪新教授、邢玉瑞教授、钱会南教授、马淑然教授、文颖娟教授、陆翔教授、杨卫彬研究员、崔为教授、柳亚平副教授、江泳副教授、王静波博士等，以及医史文献专家张效霞副教授，分别承担或参与了团队的组织和协调，课题任务书和丛书编写体例的起草、修订和具体组织实施，各单位课题研究任务的落实和分册文稿编写和审订等工作。编委会还多次组织工作会议和继续教育项目培训，组织审订委员会专家复审和修订；最终由总主编逐册复审、修订、统稿并组织作者再次修订各分册文稿。自 2015 年 6 月开始，编委会将丛书各分册文稿陆续提交中国中医药出版社，拟于 2019 年 12 月之前按计划完成本套丛书的出版。

2016 年 3 月，国家中医药管理局颁布了《关于加强中医理论传承创新的若干意见》，指出"加强对传承脉络清晰、理论特色鲜明的古代医家的学术思想研究，深入研究中医对生命、健康与疾病认知理论，系统总结中医养生保健、防病治病理论精华，提升中医理论指导临床实践和产品研发的能力，切实传承中医生命观、健康观、疾病观和预防治疗观"。上述项目研究及丛书的编写，是研究团队对国家层面"加强中医理论传承与创新"号召的积极响应，体现了当代中医学人敢于担当的勇气和矢志不渝的追求！通过此项全国协作的系统工程，凝聚了中医医史、文献、理论、临床研究的专门人才，培育了一支专业化的学术队伍。

在此衷心感谢中国中医科学院及其所属中医基础理论

研究所、中医药信息研究所、研究生院，以及北京中医药大学、陕西中医药大学、山东中医药大学、云南中医学院、安徽中医药大学、辽宁中医药大学、浙江中医药大学、成都中医药大学、湖南中医药大学、长春中医药大学、黑龙江中医药大学、南京中医药大学、河北中医学院、贵阳中医药大学、中日友好医院等16家科研、教学、医疗单位，对此项工作的大力支持！衷心感谢中国中医药出版社有关领导及华中健编审、伊丽蓁博士及全体编校人员对丛书编写及出版的大力支持！

本丛书即将付梓之际，百余名作者感慨万千！希望广大读者透过本丛书，能够概要纵览中医药学术发展之历史脉络，撷取中医理论之精华，传承千载临床之经验，为中医药学术的振兴和人类卫生保健事业做出应有的贡献！

由于种种原因，书中难免有疏漏之处，敬请读者不吝批评指正，以促进本丛书不断修订和完善，共同推进中医药学术的继承与发扬！

《中医历代名家学术研究丛书》编委会

2016年9月

凡例

一、本套丛书选取的医家，均为历代具有代表性或特色学术思想与临床经验的名家，包括汉代至晋唐医家6名、宋金元医家18名、明代医家25名、清代医家46名、民国医家7名，总计102名。每位医家独立成册，旨在对医家学术思想与诊疗经验等内容进行较为详尽的总结阐发，并进行精要论述。

二、丛书的编写，本着历史、文献、理论研究有机结合的原则，全面解读、系统梳理和深入研究医家原著，适当参考古今有关该医家的各类文献资料，对医家学术思想和诊疗经验，加以发掘、梳理、提炼、升华、概括，将其中具有理论意义、实践价值的独特内容阐发出来。

三、丛书在总体框架上，要求结构合理、层次清晰；在内容阐述上，要求概念正确、表述规范，持论公允、论证充分，观点明确、言之有据；在分册体量上，鉴于每个医家的具体情况不同，总体要求控制在10万～20万字。

四、丛书每一分册的正文结构，分为"生平概述""著作简介""学术思想""临证经验"与"后世影响"五个独立的内容范畴。各分册将拟论述的内容按照逻辑与次序，分门别类地纳入以上五个内容范畴之中。

五、"生平概述"部分，主要包括医家姓名字号、生卒年代、籍贯等基本信息，时代背景、从医经历以及相关问题的考辨等。

六、"著作简介"部分，逐一介绍医家的著作名称（包括现存、已经亡佚又经后人辑复的著作）、卷数、成书年代、主要内容、学术价值等。

七、"学术思想"部分，分为"学术渊源"与"学术特色"两部分进行论述。前者重在阐述医家之家传、师承、私淑（中医经典或前代医家思想对其影响）关系，重点发掘医家学术思想的历史传承与学术渊源；后者主要从独特的学术见解、学术成就、学术特点等方面，总结医家的主要学术思想特色。

八、"临证经验"部分，重点考察和论述医家学术著作中的医案、医论、医话，并有选择地收集历代杂文笔记、地方志等材料，从中提炼整理医家临床诊疗的思路与特色，发掘、总结其独到的诊治方法。此外，还根据医家不同情况，以适当方式选录部分反映医家学术思想与临证特色的医案。

九、"后世影响"部分，主要包括"学术影响与历代评价""学派传承（学术传承）""后世发挥"和"国外流传"等内容。其中，对医家的总体评价，重视和体现学术界共识和主流观点，在此基础上，有理有据地阐明新见解。

十、附以"参考文献"，标示引用著作名称及版本。同时，分册编写过程中涉及的期刊与学位论文，以及未经引用但能体现一定研究水准的期刊与学位论文也一并列出，以充分体现对该医家研究的整体状况。

十一、附以丛书全部医家名录，依照年代时间先后排列，以便查检。

十二、丛书正文标点符号使用，依据《中华人民共和国国家标准标点符号用法》（GB/T 15834–2011）。医家原书中出现的俗字、异体字等一律改为简化正体字，个别不能对应简化字的繁体字酌予保留。

《中医历代名家学术研究丛书》编委会

2016 年 9 月

内容提要

　　张山雷，名寿颐，原名寿祥，字颐征，生于清同治十二年（1837），卒于民国二十三年（1934），江苏嘉定（今上海）人，近代中医名家，著有《中风斠诠》《难经汇注笺正》《脉学正义》《读素问识小录》《古今医案平议》《疡科纲要》《小儿药证直诀笺正》《沈氏女科辑要笺正》等。张山雷博古通今，精研历代典籍，重视临证，尤其是对中风病和疡科病的诊治可谓推陈出新，在脉学、用药及炮制方面也卓有建树。张山雷不仅拥有精湛的医术，高尚的医德，而且为中医教育尽其一生心血，是近现代中医学术界颇有影响的中医大家。本书内容包括张山雷的生平概述、著作简介、学术思想、临证经验、后世影响等。

张山雷，名寿颐，原名寿祥，字颐征，生于清同治十二年（1837），卒于民国二十三年（1934），江苏嘉定（今上海）人，近代中医名家，著有《中风斠诠》《难经汇注笺正》《脉学正义》《读素问识小录》《古今医案平议》《疡科纲要》《小儿药证直诀笺正》《沈氏女科辑要笺正》等。张山雷博古通今，精研历代典籍，重视临证，尤其是对中风病和疡科病的诊治可谓推陈出新，在脉学、用药及炮制方面也卓有建树。张山雷不仅拥有精湛的医术，高尚的医德，而且为中医教育尽其一生心血，是近现代中医学术界颇有影响的中医大家。

现代以来有关张山雷的学术研讨情况，经中国知网（CNKI）等检索，共有期刊论文100余篇，学位论文1部；近20年来，有相关著作约20部。例如：人民卫生出版社1983年出版，浙江省中医药研究所主编的《近代名医学术经验选编张山雷专辑》；浙江省中医管理局《张山雷医集》编委会于1995年出版了《张山雷医集》。2011年，在浙江省兰溪市中医院召开了张山雷研究会第一次代表大会。从上述相关著作和会议来看，对张山雷的学术思想、学术特点及临床医案已经进行了多方面的整理和研究。研究内容主要涉及张山雷的代表著作及学术思想研究，中风病的诊治特点及医案研究，脉学思想研究，用药特点研究等。此外，还涉及中医文献整理、对中医教育的贡献等方面。

本次整理研究，以对张山雷原著内容的全面梳理和深入研究为基础，同时参考现代以来的相关文献资料，旨在更充分地展现张山雷的学术思想和临床诊疗特点。本书内容的重点是论述张山雷的学术思想特点，包括其对四大经典的考证研究、对各学派的评议、对脉学及药物的认识等；同时，通过其临证经验，特别是典型医案等，总结张山雷对某些病证的诊治规律和用药特点。

本次整理研究参考的张山雷著作的主要版本有：人民卫生出版社1983年出版，浙江省中医药研究所主编的《近代名医学术经验选编张山雷专辑》；人民卫生出版社1995年出版，浙江省中医管理局《张山雷医集》编委会主编的《张山雷医集》；福建科学技术出版社2005年出版，吴文清点校的《中风斠诠》；山西科学技术出版社2012年出版，王国炜、郝鸿宇等点校的《中风斠诠》；福建科学技术出版社2006年出版，程东旗点校的《本草正义》；福建科学技术出版社2008年出版，鲍健欣、李海英等校注的《张山雷医书二种》；天津科学技术出版社2010年出版，刘丽莎点校的《张山雷医话医案》，樊岚岚点校的《难经汇注笺正》，樊岚岗、刘智利点校的《古今医案平议》；山西科学技术出版社2013年出版的《张山雷医学丛书》。其他参考文献还有：学苑出版社2011年出版，王咪咪编集的《张山雷医学论文集》；浙江省卫生厅、中华全国中医学会浙江分会、浙江省中医药研究所1981年编著的《医林荟萃第5辑·浙江省名老中医学术经验选编·张山雷学术经验专辑》；人民卫生出版社1983年出版，浙江省中医药研究所主编的《近代名医学术经验选编张山雷专辑》等。

此外，江泳、周雪梅、蒋义芳在本书的编写过程中付出了辛勤的劳动，特此表示感谢。由于水平所限，在编写中存在的不足和错误，敬请读者提出宝贵意见，以便修订时提高完善。

在此衷心感谢参考文献的作者及支持本项研究的各位同仁！

成都中医药大学　夏丽娜

2015年6月

目录

张山雷

生平概述

张山雷，名寿颐，原名寿祥，字颐征，生于清同治十二年（1837），卒于民国二十三年（1934），江苏嘉定（今上海）人，近代中医名家，著有《中风斠诠》《难经汇注笺正》《脉学正义》《读素问识小录》《古今医案平议》《疡科纲要》《小儿药证直诀笺正》《沈氏女科辑要笺正》等。张山雷博古通今，精研历代典籍，重视临证，尤其是对中风病和疡科病的诊治可谓推陈出新，在脉学、用药及炮制方面也卓有建树。张山雷不仅拥有精湛的医术，高尚的医德，而且为中医教育尽其一生心血，是近现代中医学术界颇有影响的中医大家。

一、时代背景

清末民初，自1840年鸦片战争，帝国主义列强用坚船利炮打开中国的大门之后，陆续签订了《南京条约》等一系列不平等条约，中国逐渐沦为半殖民地、半封建社会。一批通商口岸的开放和租界的出现，使西方经济和文化大量涌入，西洋医学开始传入中国，以教会医院为主体的西医院呈点状分布逐渐遍及大半个中国，以致中医备受排挤。自废除科举，兴办新式学堂以来，留学生的回国，使得越来越多的人接受了现代科学和文化理念，学术界也开始质疑中医不科学。尤其在上海等几大政治经济中心城市，中医由原来的主导地位逐渐受到歧视、限制和排斥。而历任政府，无论是清政府、北洋政府，还是国民政府的媚外政策，均是对中医的排斥与不屑，出现了轰动一时的"废止旧医案"，使中医的发展受到重创。中医界在西医的影响下，出现了一批中西医汇通的倡导者，即所谓"中西医汇通学派"，成为这一时期的一大特点。由于西医的传入，打破了中医长期独居医药领域的局面，为中医提供了参照系和竞争对手。社会与医学界人士，对中、西医进行比较、评价，出现各种各样的思想和主张。不断的学术争鸣，激发了一批爱国中医志士的危机意识、民族意识和图强意识，进而形成了具有代表性的中医学派。当时，产生了保存国粹、衷中参西、中西汇通、全盘西化等几种医学发展主张。与此同时，中医名家相继创办中医学校、医院、诊所、报刊、药厂、药店，医工相济、医商相济、医艺相济，通过多方面的努力捍卫中医药，使得中医国粹在逆流之中绽放新生。

二、生平纪略

　　张山雷正是出现在这一时期的中医名家之一。张山雷历经晚清和民国两个不同时代，其博古通今，阅历丰富，学术纯正，重视对中医典籍的考证、校勘和诠释，整理出一批考据精详、论理准确的古医籍文献。其治学严谨、务实，对中医经典常有独到的见解及创新的说法。在学术研究方面，张山雷敢于质疑前人，并对经典理论和各家学说做注释和正误，形成了别具一格的"张氏学派"。在当时中西医学术争鸣的时代，他也曾吸收西医知识，主张中西医汇通。在担任兰溪中医专门学校主任期间，他重视教材建设，精选历代医籍作为教学参考书，并且日则忙于诊病授课，夜则挑灯著作，十五年如一日。

　　张山雷自幼博览群书，后因其母患风痹之顽证始弃儒从医，并一生致力振兴中医。其临证、治学、著述，不分昼夜寒暑，竭尽余生，鞠躬尽瘁。在学术上，张山雷主张参考西方医学，取长补短。在教育上，张山雷独自编纂教材，还精选历代典籍，并将其分为三大类，作为教学参考书。其中，主用书籍37种，采用书籍49种，参考书籍22种，为近代中医教育做出了巨大的贡献，也为现代中医院校教育提供了办学参考模式。

张山雷在近现代中医医林享有盛誉，与盐山张锡纯（寿甫），慈溪张生甫（国华）齐名，世称"三张三达"，在近现代中医界产生了广泛的学术影响。

张山雷年谱：

同治十二年（1873）阴历七月，出生于嘉定县。

光绪十一年至十三年（1885～1887），13～15岁，就学。

光绪十七年（1891），19岁，入泮，为秀才。

光绪二十年（1894），22岁，其母肢体不遂，渐致力于医。

光绪二十一年至二十四年（1895～1898），23～26岁，父母相继去世，决定自习医学，收集历代医家名言，作《医事蒙求》蓝本。

光绪二十八年（1902），30岁，阴历五月，师从同邑朱阆仙习医。秋，患湿温病，作《藏府药式补正》。

光绪三十一年（1905），33岁，在朱阆仙处习医结业。

光绪三十三年（1907），35岁，撰《读素问识小录》。

光绪三十四年（1908），36岁，自治长女兆顺之病。

宣统二年（1910），38岁，在上海开业行医。

1912年，40岁，撰《中风斠诠》。

1914～1916年上半年，42～44岁，协助朱阆仙创办黄墙朱氏私立中国医药学校，担任教师，并编写各种讲义，作《本草正义》。

1916年下半年，44岁，朱阆仙逝世，黄墙朱氏私立中国医药学校停办，又赴沪行医，作论文《古今药剂权量不同考异》《类中风治验》等。

1917年，45岁，《中风斠诠》定稿。

1918～1919年，46～47岁，执教于神州中医学校，铅印《中风斠诠》作为课本。

1920～1934 年，48～62 岁，任兰溪中医专门学校教务主任之职。

1921 年，49 岁，撰《古今医案平议》，重订《藏府药式补正》。

1922 年，50 岁，撰《沈氏女科辑要》《小儿药证直诀笺正》。

1923 年，51 岁，撰《难经汇注笺正》，《小儿药证直诀笺正》刊行出版。

1924 年，52 岁，任《绍兴医药月报》名誉编辑。

1925 年，53 岁，撰《药物学纲要》。

1926 年，54 岁，撰《莫枚士研经言天雄散解书后》等。冬，福建军队驻踞兰溪医校，手抄张醴泉医案被焚毁。

1927 年，55 岁，撰《疡科纲要》《合信氏全体新论疏证》等，重订《经络俞穴新考正》。7 月，创办《中医求是月刊》。

1928 年，56 岁，重订《沈氏女科辑要笺正》，撰《腓腨之腨经籍字说多伪作"肠"字说》。

1929 年，57 岁，任《中医世界》特约撰述者，撰《伤寒论阳明脉证篇太阳阳明正阳阳明少阳阳明解》《谈谈时行痉证之病理及治法》等。

1930 年，58 岁，任中央医馆常务理事，重订《钱氏小儿药证直诀笺正》，撰《论伤寒辨脉第三节阳不足阴不足两层之一误再误》。

1931 年，59 岁，重订《病理学读本》《脉学正义》，撰《新纂中国医学史述略》。

1932 年，60 岁。8 月，出版《籀簃谈医一得集》；9 月，出版《籀簃医话》；重订《本草正义》。

1933 年，61 岁，撰《重订中风斠诠》。

1934 年，62 岁，重订《医事蒙求》。阴历五月，逝世。

三、从医经历

（一）从医概况

张山雷禀赋聪明，自幼好学。5 岁启蒙读书，6 岁入家塾，11 岁时四书五经成诵，19 岁时入泮，为秀才。张山雷喜好文学，遍读诸子百家著作，博学多闻，后因其母患风痹之顽证，久治不愈，深感医药治病救人的重要，遂决定弃儒学医。张山雷夜以继日地钻研中医经典、历代医家著作，先后随当地老中医俞德琈、侯春林学习。学有所成后，赴沪上随吴门名医黄醴泉学习内科。数年间，张山雷学业大进，亲友邻居请其诊病，多应手取效。后又师从上海方泰镇黄墙村的名医朱阆仙学习外科。朱阆仙视张山雷为得意门生，以生平经验传授指点，张山雷亲聆教诲，学识益臻精湛。

张山雷博览群书，治学严谨，酌古准今，通权达变，遵古而不泥古，信今而不盲从，故能融会贯通，取精用宏。他主张学医首先应从研读经典文献入手，《内经》《难经》《伤寒论》《金匮要略》等书犹如儒家的《四书》《五经》，"微言隽义、层出不穷"，必须于此精研有得，打好基础，然后阅读后世各家著述，才能有所依据，不致误入歧途。但是这些古代经典，大多传于后人之手，几经传写编辑，残缺讹误，已失去本来面目。因此，读者必须自具识力，去粗存精，去伪存真，使古书能为我用。张山雷的著述中，有相当一部分是对古代文献的整理研究，采用的方法包括校勘、笺正、训释、评议等多种形式。

张山雷整理研究过的古代中医文献包括《内经》《难经》《神农本草经》《钱氏小儿药证直诀》等众多医籍。他所做的卓有成效的工作对这一领域产生了深远的影响。在提到具体的学习方法时，他指出，对以上诸书"只能就原有白文细细读去……其有不甚可解者，则姑置一边，留待日后再读再解，或者自己功夫日进，治验丰富，则必有昔日之所不解者，俟至异日而一旦豁然者"。反映了他提倡独立思考、深入钻研、实事求是的态度，对后学很有启发。其对于各家学说、经验，亦采取实事求是的分析态度，对精当之处加以赞扬，对错误之处提出批判，旗帜鲜明，毫不含糊。张山雷毕生好学不倦，晚年仍手不释卷，对学生有殷切的期望。他教导学生说："学校之卒业有定期，而学力之深造无止境。况乎病理药理以愈加探讨而愈得证明，岂仅三五年所能兼容并包，无所不贯！"语意殷拳，发人深省！

　　1914年，鉴于当时西方医学的传入，中医日受排挤。朱阆仙深感传统中医学习漫无定轨，认为国人当力求自强，务必振兴中医事业，改革中医教育，于是自己出资，筹设中国医药学校于黄墙村家塾。此时，张山雷积极协助其师创办中医学校，并担任学校教务主任之职，拟定教学计划，编纂课堂讲义。张山雷认为，几千年来，中医学名贤继起，著作如林，自清初以来，医学中更多通品，然其间有的说理未尽透彻，有含意未申之处，且医之与其他学说不同，辨证有伪，选药必悖，为功为罪，捷于桴鼓。因此，在黄墙村家塾执教时，他就着手著书立说，编纂讲义。1916年，朱阆仙病逝，黄墙朱氏私立中医药学校停办，张山雷来到上海一面开业行医，一面在神州医药学校任教。他为人谦虚低调，其诊所招帖仅书"张山雷知医"五个字，不写科目。由于他医术高明，对病人认真负责，不久就在嘉定名噪一时，看病就医者络绎不绝。

　　1920年春，经上海神州医药总会推荐，张山雷应聘来到浙江兰溪中医专门学校，担任教务主任之职。张山雷之所以离开上海来到兰溪，是由于他对当时西学东渐、中医备受排挤的状况不满。虽然他与先师创办的黄墙朱氏私立中国医药学校是我国最早的中医学校之一，无奈时间太短，其制订的教学计划尚未得到全面贯彻，原计划待编辑的教材讲义也都尚未完成。为了争取中医的地位，以及培养更多的新式中医人才，实现他对中医教学改革的理想，以及传承中医文化，他把握住兰溪办校的良机，毅然来到兰溪。在兰溪执教期间，张山雷继续编写教材，特别重视教材建设。他在《兰溪中医专校第二次正科毕业告诸生》中说："拟以生理、病理、脉理、药物、药剂、诊断、卫生七者为之经，而以素以研习之内、外、妇、幼、针刺五科为之纬，综撷往哲精英，分途纂集，冀以握二千余年国学之纲领，间亦旁及新学说，以与古训互为参考。"

张山雷在兰溪主持教务工作的十五年间，培养学生多达 600 余人，为全国各地输送了大量优秀的中医人才。这些学生，秉承张山雷之遗风，具有高尚的医德和精湛的医术。兰溪中医学校成为当时著名的中医人才摇篮，引领着当代全国中医教育改革的方向，使中医教育初具规模。

（二）办学纪要

1. 办学缘起与宗旨

张山雷行医沪上时正当清朝末年，国家内忧外患，军阀割据，战乱纷纷，百姓流离，疾病丛生。随着国家逐渐沦为半殖民地、半封建社会，一批通商口岸的开放和租界的出现，使西方经济和文化大量涌入，西洋医学也开始蜂拥而至，很多人接受了现代的科学和文化理念，开始怀疑和质疑中医。尤其是在上海等几大政治经济中心城市，中医由原来的主导地位逐渐受到歧视、限制和排斥。而历任政府的媚外政策均是对中医的排斥与不屑，出现了轰动一时的"废止旧医案"，使中医的发展受到重创。一批爱国中医名家志士开始筹资开办中医学堂，力挽中医颓局。1914 年，张山雷也开始协助其师朱阆仙创办黄墙朱氏私立中国医药学校，以讲求进步、实力竞争为职责，以"发扬国粹、造就真材"为办学宗旨。黄墙朱氏私立中国医药学校的创立和全国各地中医学校的兴起，设科施教，培植人才，终于使中医教学初步改变了"因循简陋，故步自封"的落后面貌。

2. 重视教材的编辑

张山雷认为，中医学校是"发扬国粹，造就真材"之地，在教学上务必要严格要求。所谓"严格"，突出表现在他对教材建设极其重视。张山雷对讲义的编辑十分审慎，认为"资料必须博采广收，研求确当，取材不容不富，甄录不可不严"。兹将张山雷选编的教材归纳如下：

（1）编写讲义，援引群书

本着"医药以切合实用为主"的原则，张山雷精选出108种古今医籍，作为编写教材和学生平时学习的主要文献，并区分主用书、采用书、参考书三类。

第一类：主用书37种。张山雷指出主用之书犹如布帛、菽粟不可一日而缺，乃医家必需知识之书。包括《内经》《难经》《伤寒论》《金匮要略》《针灸甲乙经》《诸病源候论》《脉经》《诊家枢要》《脉诀》《濒湖脉学》《诊宗三昧》《铜人腧穴针灸图经》《黄帝明堂灸经》《本经逢源》《本草从新》《神农本草经百种录》《三因方》《体仁堂习医随笔》《人体解剖学》《妇人大全良方》《张氏医通》《兰台轨范》《古今医案按》《小儿药证直诀》《医方论》《医宗金鉴·名医方论》《温热经纬》《医醇賸义》《叶案存真类编》《体仁堂集古方论》《幼科铁镜》《外证医案汇编》《体仁堂时贤医案类编》《杏花庐外疡治案》《幼科要略》《杏花庐谈医笔记》《研香巇治验方》等。

第二类：采用书49种。张山雷认为采用之书，多是深切理明、风行宇宙之名作，亦是学者必备之书。课堂讲授需采辑采用书之内容。包括《类经》《千金方》《河间六书》《东垣十书》《儒门事亲》《格致余论》《温病条辨》《王孟英医案》、张隐庵注《内经》、高士宗注《素问》《医经原旨》《素灵节要浅注》《伤寒论条辨》《尚论篇》《肘后备急方》《普济本事方》《太平惠民和剂局方》《医说》《续医说》《集验方》《素问病机气宜保命集》《医垒元戎》《此事难知》《局方发挥》《金匮钩玄》《脉诀刊误》《名医类案》《续名医类案》《赤水玄珠》《奇经八脉考》《景岳全书》《先醒斋医学广笔记》《温疫论》《医宗必读》《医门法律》《温疫明辨》《寓意草》《黄氏医书八种》《鼠疫汇编》《外科证治全生集》《经穴汇编》《四家医案》《时病论》《雪雅堂医案》《福幼篇》《三家医案》《医学心悟》《霍乱论》等。

第三类：参考书 22 种。张山雷认为参考之书，虽多鸿篇巨制、洋洋大观，然均考订详明、博而不杂，是教学研究考证资料。包括《外台秘要》《圣济总录》《证治准绳》《本草纲目》《医宗金鉴》《古今医案》《薛氏医案》《本草纲目拾遗》《本草经疏》《东医宝鉴》《济阴纲目》《徐灵胎医书八种》《陈修园医书》《妇产科》《内科理法》《济急法》《法律医学》《西药大成》《万国药方》《新译西药丛书》、周澄之《医学丛书》、江阴柳氏惜余小舍《医学丛书》。

这种以自己的阅历将医籍区别主次予以分类，给后学指出读书的门径，无疑是教学的一种良好方法，对中医学的继承和发扬也有积极的作用。

（2）基础课程，重视经典

张山雷认为，基础课程的教材选择是否得当，不但影响教学效果，而且还直接关系到人才培养。因此，他主张基础课程重在经典著作的讲授。其中，除其所编著的《读素问识小录》《难经汇注笺正》《经络俞穴新考正》《医事蒙求》外，其他均讲授原著。讲授经典著作的选材浅显恰当，确保初学者基础扎实。

（3）临床课程，博采众长

张山雷在编写教材时，多选择历代名著为素材，先后完成以下教材的编写：

内科学讲义——《藏府药式补正》，该书是张山雷根据《藏府标本药式》原著，在各条目之后，加以疏通、补正而著成。

外科学讲义——《疡科纲要》，该书是张山雷根据黄墙朱氏之学，再结合自己临床实践经验编著而成。书中强调外科以内证为主，内外病证不应分途论治。

女科学讲义——《沈氏女科辑要笺正》，该书是张山雷以沈尧封《女科辑要》经王孟英加按语本为蓝本，加以临床经验，逐条笺正，发挥己思，编著而成。

儿科学讲义——《小儿药证直诀笺正》，该书是张山雷根据《钱氏小儿药证直诀》加以笺正，编著而成。

病理学讲义——《病理学读本》，该书是张山雷采撷诸家如喻嘉言、柯韵伯、王孟英、陆九芝、莫枚士等的著述，针对其中隐曲含糊之处，在篇末加以阐明编写而成。

《中风斠诠》一书是张山雷根据古今医家之说，参证西医之学，结合平生经验所成。本书纲举目张，明白晓畅，是论述中风病因证治的创新著作，既可作为学校的讲义，又有较高的临床价值。

此外，《古今医案平议》是学员后期的必修课程。书中汇集历代名医医案之精粹，依类编辑，详加评述。这些教材，不苛求格式，讲究实用，突出重点，内容生动活泼，与当今中医院校之教材显有不同，值得借鉴。

3. 教学制度的建立

张山雷对中医教育事业的贡献，还体现在制订了一系列规范的教学制度。

（1）重视师资，保证质量

张山雷认为，金针度人，师资是关键。所聘之师须有学有识，见闻广博，临证丰富，方能育人。张山雷提出，选择和培养师资的途径为：学校聘请部分具有理论基础和临床经验的真才实学的医师任教，其比例占百分之二十；同时又在历届毕业生中选拔培养，择优录用，其比例占百分之八十。良好的师资队伍，保证了教学的质量。

（2）完善学制，设置课程

张山雷在黄墙执教期间，开始编拟教学计划；在兰溪主持教务工作期间，完善了学制和课程的设置。学制分为正科、预科两种。预科二年，正科三年（共五年制）。其课程内容：预科以基础为主，学习经典著作《内经》《难经》《伤寒杂病论》《神农本草经》。正科在预科的基础上，分别增设临床各科，如内、外、妇、儿、生理、病理、诊断七大类。学校培养的目标：不仅要使学生掌握中医基础知识，精通各科理论，运用四诊八纲，进行辨证论治，而且要造就通今达古的真材，进一步发扬国粹。除了理论学习外，张山雷认为，传统的师带徒式的学习方法也是非常必要的。其言"案头侍诊，系习医之要务，随同诊察，庶几学有本源，易收实地练习之效"，故学校设门诊部，作为临床实习基地，学生须随师侍诊，在实践中巩固和加深理解课堂所讲知识，学习老师的实际经验，增长才干。这种集传统带徒和课堂讲学于一体的教学方法，实践证明是行之有效的，至今仍广为采用。

此外，学校还举办各种学术活动，开展学术争鸣，发动学生撰写学术论文、学习心得；建立奖惩制度，鼓励学生上进；开展函授教学，弥补办学不足等。这些教育制度的建立，对中医教学模式的规范化起到了积极作用。

张山雷

著作简介

张山雷致力于教学，亲验于临床，勤于著述。其著作及教材共计约 25 种 66 册，著有《读素问识小录》1 卷、《难经汇注笺正》3 卷、《古今医案平议》18 卷、《藏府药式补正》3 卷、《中风斠诠》3 卷、《疡科纲要》2 卷、《沈氏女科辑要笺正》2 卷、《医事蒙求》1 卷、《脉学正义》6 卷、《本草正义》7 卷、《小儿药证直诀笺正》3 卷、《经脉俞穴新考正》2 卷、《医论稿》1 卷、《白喉决疑集》1 卷、《籀簃医话》1 卷、《药物学纲要》1 卷（韵语读本）、《皇汉医学平议》1 卷、《读俞德玙师医学入门及书后》1 卷、《病理学读本》2 卷、《合信氏全体新论疏正》2 卷、《疡医治案医诠》1 卷、《谈医鸿雪》1 卷、《正统道藏本寇氏本草衍义校勘记》1 卷、《晦明轩政和本草总目》1 卷、《谈医考证集》1 卷等。兹就《读素问识小录》等主要著作的内容及学术特点，简要介绍如下：

一、《读素问识小录》

《读素问识小录》，共 1 卷，成书于 1907 年，原为未刊手稿，直到 1983 年才陆续发表，乃张山雷最早之著作。鉴于《素问》中有关篇章的某些古字为假借，文句的含义往往会因为一个字的误解，使得整个章节变得晦滞难懂，因而令初学者踟蹰不前，望而止步。于是张山雷一一注释校勘，并加以引申发挥，同时还汲取他人之所长，引证近人资料，集思广益，以有助于后来学医者研习。该书内容侧重于对经典医著的诠释，注重字词训解考释，而对经文义理则无特别发挥。《读素问识小录》体现了张山雷早期的学术特点，对研究《素问》颇有裨益。

二、《中风斠诠》

《中风斠诠》，共 3 卷，成书于 1917 年。该书是张山雷在《雪雅堂医案·类中秘旨》的基础上，对《素问》深入钻研，同时引证古籍，参考西医学知识，并通过自己大量的临床实践，进一步阐发而成。《中风斠诠》对中风病的病因病机及治疗进行了深入而详尽的阐述。卷一为总论，分列 15 个标题，对中风病进行了详细论述，每论均表达出自己的独到看法，评议前人学说，纠正错误观点，在补充和发挥中阐明自己的见解；卷二为内风暴动之脉因证治，阐述了内风之脉象总论、病因分型证治，提出"中风八法"；卷三为古方评议，分列八法之对应方药，每方均有证治、组方及煎服法说明，共选方 94 首、附方 2 首、食疗方 5 首、通治方 6 首。《内经》之大厥、薄厥说，伯龙氏之血冲脑经说与西医学之血冲脑经说，为张山雷中风病学理论的三大学术渊源。张山雷认为，古今所称中风，按病因分为外风、内风，可分为二纲，二者无论在病因、病机和治疗上均是霄壤之别，并对古今中风之名实作了深入探讨。按其病情，中风有闭证和脱证两类，张山雷确立中风乃"以内风挈其纲领"，治疗以"潜镇摄纳"为原则，拟定中风治疗八法，用药以介类为第一主药。其所述"猝暴昏仆，皆是肝阳上升，气血奔涌"的理论，开阔了当时中医诊治中风病的思路，集中反映了近代中医认识和治疗中风病的学术水平。张山雷是近代论中风病诊治集大成者。

三、《难经汇注笺正》

《难经汇注笺正》，共 3 卷，成书于 1923 年，是张山雷生前唯一公开刊行的医经研究著作。《难经汇注笺正》问世后，不乏对其注释的医家。张山雷遍读先贤所论，书中以滑寿《难经本义》和徐灵胎《难经经释》为主，考订二者之异同，辨正谬误，并融汇引证近代西医学说。该书内容探源溯流，从《难经》的书名、作者、沿革及流派入手，以滑寿《难经本义》及徐灵胎《难经经释》为据，参考选用历代各家注文，不囿旧说，自出机杼，对《难经》理论颇多发挥，并结合本人的临床经验加以论证，对《难经》原文予以校注。此书是张山雷阐发《难经》精义、评议后世注家的力作，是学习《难经》者值得参考的书籍。

四、《古今医案平议》

《古今医案平议》，共18卷，成书于20世纪20年代初。该书所辑医案，大多采自《名医类案》《续名医类案》《王孟英医案》等医案专著，内容涉及伤寒温病、内科杂病和外科病案等。阅读名家医案对于临床所遇疑难杂症常有启发意义。通过阅读医案，可以知道中医名家是如何运用理法方药而知常达变的。不过张山雷在书中指出，不能完全迷信先贤圣人的理论与经验，前人医案之中也常常是瑕瑜互见的，如果不详察细读、咬文嚼字、有所质疑，则不易察觉这些谬误。张山雷在此书中对所收载的医案逐一加以评议，阐释各案的理法方药，对其不足之处，亦中肯地予以批评，堪称医案著述之佼佼者。

五、《藏府药式补正》

《藏府药式补正》，共3卷，成书于20世纪20年代初。《藏府药式》原为金代张完素（洁古）所著，原名《藏府标本寒热虚实用药式》，仅见于明代李时珍《本草纲目》的序例中，后经清·赵术堂注释，周学海摘录整理为《张洁古藏府药式》。张山雷根据周本，结合经典及自己的临证经验体会，对《藏府药式》逐条加以笺正，并予以补漏正讹。本书以脏腑为纲，寒热标本虚实为目，对病证病机及药物的主治功效逐条解析，论述透彻，条理清晰，颇具创见，详实地反映了张完素、赵术堂等的学术思想，同时表现出张山雷在内科疾病和药学上的学术造诣。张山雷严谨的求学态度、治学精神，对后世学习中医、临床、科研有重要意义。

六、《疡科纲要》

《疡科纲要》，共 2 卷，成书于 1927 年。该书是张山雷在外科探索中得出的精髓的总结。郑召棠氏在为本书作序时说"诚为疡学之总纲，治疡之要领"。张山雷在阐发疡证的辨证和治疗用药时强调从整体出发，注重内因，重视局部与脏腑气血的关系，提倡治外疡必先通内科，以内科之理，导外科之法，反对一方套治，纠正过去仅侧重外治的学术观点；还讲究外治方药的配制，主张药不必贵而奇，唯在适用而有效；又取中西药物之长配合运用，创制了一系列的外用膏贴之剂。张山雷提出，疡科辨证除了遵循一般的辨证大法外，还应该根据外科本身的特点而定。书中指出，应从阴阳之别，是否肿痛发痒、酸楚麻木、成脓、色质差异、溃疡血水等辨析，而治疗疡科为患，以消散为第一要义。张山雷还提出，外科疡证的治疗可分为内治、外贴两个方面，以内治为主；并提出治法——消肿止痛、行气活血，清凉解毒、随证而施，清淡养胃、保护胃气，外治之药、唯务适用。本书辨证提纲挈领，论治循内科之理，溯源穷流，继承先贤之说，又不落窠臼，诸法悉备，内服外用，理法方术俱全，学术成就颇高，可谓为疡科不可多得之专著。

七、《沈氏女科辑要笺正》

《沈氏女科辑要笺正》，共 2 卷，成书于 1933 年。张山雷称赞沈尧封

《女科辑要》为"精当处勘透隐微，切中肯綮，多发前人所未发。实验彰彰，始觉轩爽豁目"，指出此书"大有取之不尽，用之不竭之妙"，故以其20余年的经验予以笺正。张山雷洞察经旨，结合自己的临床经验，审病情药理，善疑求真；经带胎产，论理有识；评述功过，开诚直率；条修叶贯，举要删芜。书中关于用药、方剂专有说明，张山雷主张药应对证，审因在先；提倡师古不泥，药不落俗；立足药扣病机，用法灵活多变；潜心药物功用，注重炮制得失；倡中参西，取西医之长，补吾医之短。书中对原著内容加以发挥，褒长贬短，并参考当时之西医学说，解释女子经带胎产诸病的生理病理。本书反映了张山雷在妇科学方面的高深造诣和严谨的治学精神。

八、《医事蒙求》

《医事蒙求》，共1卷，是张山雷关于中医启蒙的著名书籍。张山雷认为，学医之初，门径未清，唯有望洋兴叹，虽有歌诀，然多佶屈聱牙，难以上口，不能很好地引起读者的兴趣。为解决这一现象，遂作《医事蒙求》。该书言简意赅，易于记忆，以资初学之人，彰显出张山雷对中医教育事业的奉献精神。

九、《脉学正义》

《脉学正义》，共6卷。该书是张山雷博采先贤之说，收集上自岐黄、张仲景，下至明清各家对脉学的论述，凡论脉之有理而可为后学启迪者，无不撷其精义，详加条理类编，并予正述评之力作。张山雷在绪言中对该书自我评价说："虽不敢谓脉学渊微，包涵已尽，要亦此道之精金美玉矣。"书中采取"正义""正讹""正误""考证""考异""备考""存疑"等形式，提出自己的见解和经验。卷一详述脉学之纲领以挈其要，详列脉源脉理，强调诊脉独取寸口，寸关尺三部定位法，脉合五脏、四时，脉象之胃、神、根，以及阴阳虚实，表里上下，人迎气口，奇恒，太素等共19节内容，讨论阐述了有关脉学的基本原理。卷二论及诊法的操作要领以立其成，包括平旦诊法、调息、举按推寻、各家诊法大要和久病脉象、老人脉象等有关脉诊应用的具体注意事项和纲领性内容。另外，还简述了问诊、望色、闻声的基本方法，强调了四诊合参的临床意义。卷三讨论了诸脉形象的鉴别。张山雷赞同先贤二十八脉之学，选择前人之不疑之论，分条辑录，间以己见，列举了浮、沉、迟、数、长、短、滑、涩等30余种脉象的具体表现、辨别要点，同时对临床上并不多加注重而历代医论有所记载的论脉内容，如清浊脉象等亦作了附录阐述。卷四、卷五、卷六则是详述了诸脉主病及其辨证应用，集历代医家的有关理论，结合临床经验加以注释校勘。该书举要删芜，铅翰昭章，褒贬明了，定群言得失，推陈出新，不落窠臼，辨脉提纲挈领，论脉注重实践，是脉学著作中集大成者，对后世研究脉学具有很高的学术价值。

十、《本草正义》

《本草正义》，共7卷，成书于1920年。该书经张山雷反复修改，于1932年由兰溪中医专门学校刊行。全书分为山草、湿草、芳草、蔓草、毒草、水草、石草、苔8类，记载药物250余种；每种药物以《神农本草经》和《名医别录》原文为纲，根据各药的不同情况，酌情列有"考证""备考""正义""广义""发明""正讹""纠谬""存疑""禁忌"等明目。张山雷在该书中博采众议，除《神农本草经》《名医别录》以外，广泛摘引《药性论》《本草纲目》《本草纲目拾遗》《本草发挥》等历代本草文献的内容，又援用《千金方》《千金翼方》《肘后方》等历代方书之内容，对药物的性味、归经、功用、主治、炮制、用法、禁忌等严加考订，阐发己见，对防止临床用药失误极具价值。书中完善丰富了中药药性理论内容，如气味机理、生熟效异、燥润功异、色归机理。《本草正义》是一部学术及临床价值较高的中药专著，是中国近代史上第一部中药学教材。

十一、《小儿药证直诀笺正》

《小儿药证直诀笺正》，共 3 卷，成书于 1922 年。该书以宋·钱仲阳的《小儿药证直诀》作为蓝本，结合张山雷自身的临床经验而成。上卷为脉证治法，总共 81 证；中卷为临证案例，计 23 条；下卷则为附方。虽然钱乙之《小儿药证直诀》被后世誉为"幼科之鼻祖"，但张山雷指出，"其中亦颇有未尽纯粹者，则不敢谬附同声，阿私所好。姑就管见所及，时加辩论"。因此，张山雷著《小儿药证直诀笺正》，对前人之书加以阐发，对谬误之处提出自己的见解，对用药方剂灵活变通。该书又名《幼科学讲义》，曾是兰溪中医学校的儿科教材。

十二、《经脉俞穴新考正》

《经脉俞穴新考正》，共 2 卷。该书分为上、下卷，记载了十四经共360 余穴，是张山雷在针灸方面的重要研究专著。张山雷将《素问》《灵枢》《脉经》等古代医籍中有关经穴的内容加以对比，对十二正经和奇经八脉的循行、所含腧穴及定位都有所考证。《经脉俞穴新考正》中，对《灵枢·经脉》关于经脉循行路线的考证尤为详尽，如对于《灵枢》中经脉外循段经文的缺失做了认真的考证，又对足少阳胆经在头部的走向提出独到见解。张山雷结合自己的临证心得，提出了经脉与血管相联系的看法，对后世的认识有较大的影响。本书立论新颖，颇多创见，结合西学之解剖知识，为针灸学的科研、临床开辟了独到方向。

十三、《籀簃医话》

《籀簃医话》，共 1 卷，于 1932 年由兰溪中医学校刊印。该书编集陆九芝《不谢方》第 16 卷部分医话、张锡纯"论室女月闭血枯治法"（来函照录），以及商溶哲对张山雷某些医论和所撰《沈氏女科辑要笺正》的评议等三部分内容。在此基础上，张山雷进一步加以评议和阐发，或对肯定观点佐以旁证，或对谬误之处加以纠正，从中医基础理论到临床各科，乃至遣方用药，都论述了自己独特而精辟的学术见解，而且说理详尽透彻，有益于开涤耳目。

十四、《病理学读本》

《病理学读本》，共 2 卷 63 论。张山雷于 1931 年重订了《病理学读本》。张山雷在治学方面苛求严谨，讲究实用，为编写教材博览群书。就该书而言，他涉猎、引用了 40 余本中西医书籍。该书体现了张山雷注重"先议病后用药"的思想，与当时有些医者重药轻病的现象形成对比。该书内容相当丰富，包括温热病，伤寒病，《金匮要略》所论之杂病，小儿麻、痘、惊、疳病，妇人月经病、带下病，老年治法，种子，还论及某些药物（如石膏、犀角、柴胡、升麻、麻黄等）的辨识和用法。书中对各科病证病机皆有分析，同时书中收录了不少如喻嘉言、徐灵胎、陆九芝等先贤名家的精辟医论。在每篇文章之后，张山雷都写了"书后"，均是其根据认真研读的体会结合多年临证的经验所谈。正如张山雷在本书序言中所说："有说理未尽透彻，或尚有含意未伸之处，则别以拙见，僭书其后，非以自炫谂痴，实缘至理自在人间。"

十五、《药物学纲要》

《药物学纲要》，成书于《本草正义》之后，是张山雷编纂的一部提纲挈领的药物学著作。此书原本作为药学启蒙。正如张山雷所说："《本草正义》在胸有成竹者观之，则能深得指归，大开觉悟；而在童蒙观之，则鲜不病其繁重，望洋兴叹……因此拟为《药物学纲要》一编，以为习是学者，启蒙之初步。"张山雷汲取前人之说，又自出机杼，在本书中介绍药物 50 余味，在引述《神农本草经》等经典原文之后，夹叙夹议，将药物功用一一呈现；对于古代本草中的谬误、缺失之处，张山雷常常考订、勘正、补充；结合前人非本草学医著中，撷取本草药物之精义，形成本书的药物学理论。其观前人本草著述，对于药物之功效所论洋洋大观，对于其不良作用往往略而不论。张山雷认为，药物集利害于一身，固应详加说明，因而，其书中不但对于乌头、半夏等大毒药物类如此，相对平和之药诸如荆芥、防风之属也不例外。综上可见，张山雷对学术著述的严谨和务实。

十六、《谈医考证集》

《谈医考证集》，共 1 卷。该书为张山雷晚年之作，是其对医经、医家著述的申义和评述、辨证论治、方药运用等方面的体会，以及对古医书中字、词的考证所集成的论文汇编，共 27 篇。本书旁征博引、论述缜密，有较高的学术价值。

张山雷

学术思想

一、学术渊源 🐦

　　张山雷自幼天资聪颖，勤奋读书，于诸子百家无不涉猎，后因其母肢体不遂而致力学医。父母相继去世后，张山雷无心乡举，便一心从事医学。其深厚的中国文化修养，加之对中医经典和各家学说的热爱，使其在随当地老中医俞德琈、侯春林及黄醴泉学医时，很快就能掌握中医要领，而且医术大进。30 岁时，张山雷拜同邑朱阆仙为师。朱阆仙对他耳提面命，张山雷也虚心请教。对于这个刻苦谦逊的"老学生"，朱阆仙甚是喜爱，将其视为得意门生，将平生经验一一传授。3 年后，张山雷便开始悬壶济世。

　　张山雷精研医学，他从经典入手习医，对《内经》《难经》《神农本草经》《伤寒杂病论》均悉心研读。他十分强调《难经》的重要性，纠正人们对《难经》的偏见；对《伤寒论》中存在争议的条文和方药，他主张要有勇气提出异见；至于《金匮要略》，他认为应该以其中的经方为主轴，从而理解经文。张山雷指出，对于经典的学习，不仅要认真理解原文，还要结合临床，只有理论与实践相结合，才能更深刻地理解原文。

　　张山雷由源及流地博览历代医家之说，无论是金元四大家，还是清代陆九芝、王孟英等医家的著作，均细细研究并提出自己的见解。他取其精辟论述，客观地评述并引用于自己的论著中。张山雷在《编辑讲义引用书目提要》中说："张子和《儒门事亲》专以汗、吐、下三法治百病，非浅学所敢尝试，唯识见既真，则奏效奇速，固亦应有之一道。刘河间治医，多主寒凉，盖亦当时气运使然，未必偏见至此。昔人尝谓守真以霜雪为雨露，利于松柏而害于蒲柳。然用之得当，自不可废，盖亦一家之学也。李东垣出自张洁古门下，以培补脾胃为一生宗旨，且倡言寒凉峻利之害，盖承河间、子和之后，流弊已多，乃以温补为之挽救。且值金末大兵大疫之际，故创用升柴诸方，以为升清降浊之枢机，是因时代环境而成其一家之学。乃宗之者辄以升柴统治肝肾之虚，则贻害亦烈；丹溪受业于罗知悌之门，原出河间一派，爰以补阴为主，习用知柏。且谓《局方》温补香燥而专著一书以为攻讦，则矫枉者亦不无过正之嫌。至其创一'郁'字以论病，则开医家未有之法门。"

此外，张山雷认为，清二百余年间文人辈出，学术均有超越前人之处。如喻嘉言、徐灵胎等擅长撰述，解理之详；柯韵伯、张石顽、尤在泾等学而有验，文亦精详；陆九芝、王孟英、莫枚士等辞旨清晰，领悟精多。他熟读上述医家著述，心仪陆九芝、王孟英的医案，并为张伯龙、黄醴泉的医案所折服。张山雷推崇黄醴泉治案用法活泼，用药纯粹；张伯龙论证理法清晰，用药朴茂沉着。

清末民初，西学东渐，张山雷积极吸纳新知，学习西医知识，提倡中西融汇，在多部著作中均可见其参考西学之论述。

张山雷倾一生之力振兴中医，通过跟师学医、博览经典及各家著作，在医学理论和临床实践中提出独特见解，为近代中医学术发展做出了重要贡献。

二、学术特色

（一）博古通今，融汇中西

张山雷虽精通中医学，但并不排斥西医。他在继承和弘扬中医学术的基础上，强调"中西合参"。其在任教时，将英国医生合信氏所编著《解剖生理学》一书中每段均加以疏正，编写成《合信氏全体新论疏正》，作为课本。张山雷提出："生理解剖必须中西合参，借征西化，欲阐病源，须明生理，骨骸之枢机，气血之循行，脏腑之体用。吾邦医籍，但不详其理……

融治中西，务求翔实。"(《合信氏全体新论疏正》）他认为，中医解剖不及西医解剖精细确切，但中医所言脏腑之间的有机联系，又是西医从实体解剖及实验中观察不到的。

此外，张山雷还从外科临床上探索中西医理的汇通。中医外科本为内科之余绪，历来被某些医家视为"末技"。而张山雷则不为俗见所囿，致力于疡科诊治，悉心研究，力求振兴疡科，并写成《疡科纲要》一书。同时，他不畏时议，与西法结合，研究中西医外科药联用之道。如张山雷在《疡科纲要·卷下·膏丹丸散各方》中记载："樟丹油膏，治游风湿注、黄水疮、脓窝疮等脓水浸淫，痒不可耐者。药用：锌氧粉、东丹、凡士林、樟冰（量加），同杵匀成膏。樟冰分两，须视痒之轻重，酌量成分，太多则痛，太少则病重药轻，亦复无效。此等证脓水极多，湿热之毒甚厉，脓水浸淫所及，即令痒搔蔓延，四散分窜，并可传染他人，不可不洗涤净尽，揾干脓水，再涂此膏。疮重者，亦用棉纱轻轻缠之，一日一洗换。方解：此又不中不西，亦中亦西之用法。旧治痒疮末药洗药之方，已极丰富。验者亦多不胜数，颐定此法，既极简易，而又极效……十年来只用此方，已是无投不利，取其修合最便故也。"张山雷在《疡科纲要》一书中，除以中西药配合组成新方外，还吸收西药西法直接用于疡科临床，如：水杨油膏、碘酒、碘汞膏、加波匿酸洗等。张山雷治学严谨，其吸收西药西法，必探其药理，详其用法，知其利弊。他用西药时，从中医角度阐明主治症状，通俗易懂，在实践中解决了西医敷料与中医散剂的结合运用问题，可谓"互济其美"。

（二）精研典籍，师古不拘

1. 对《内经》的考证

《内经》是古代医学的经典著作，是中国现存最早的医书。历代医家一致公认其乃学医必读之书。张山雷也认为初学医者首先必须阅读医经。其认为《素问》《灵枢》《难经》是中医之鼻祖，《脉经》《甲乙经》亦为吾道之大宗，虽皆采集于后人，自赇传于上古，但均是以历代名贤钻研无尽，递相研索而出，卒莫穷其精蕴。关于《内经》的学习，张山雷在《难经汇注笺正》提出"削肤存液，卖椟留珠"的原则，主张选择其中比较重要的篇文，仿李中梓《内经知要》、汪昂《素灵类纂》之例，编为教材并加注释。关于《内经》注家，张山雷认为以王冰和马莳注本较好，初学者宜此二家为主。至于删节经文以便检阅之用，则应以《类经》最为详尽，其次是《医经原旨》和《素问节要》。

　　然而，张山雷又感《内经》传世久远，内容既真伪不一，文字亦正讹难辨，学习上存在一定的困难。他在《读素问识小录》中提出，"《素问》与《本草经》其源最古，必在秦火以前。文字之朴茂简练处，古色古香，自有一种浑穆气象，非魏晋六朝人所能募仿……然其间为浅人窜入者，亦正不在少数，则传写之误，考订尤难……盖是书之真伪杂逻，固已两千余年矣"。张山雷精于训诂，将《素问》中部分词句或章节按照原书次序逐篇提出，加以考证；或引证古人注解而评其得失，著成《读素问识小录》。其内容虽仅涉及《素问》全书半数左右，但在学术上仍具有参考的价值。此外，他根据《说文解字》等书及经史传记，或结合病情药理，详加考证，从而纠正了习俗相沿的错误，使古文奥义得以彰显于后世。

（1）《素问·汤液醪醴论篇第十四》"开鬼门，洁净府"之解

　　"开鬼门，洁净府"，出自《素问·汤液醪醴论》。前人注解"开鬼门"乃发汗解表之义，"洁净府"乃攻下通里之义。然而，张山雷却认为，"开鬼门"即是"开魄门"，与"洁净府"同义，均指开泄糟粕、攻下通里。他于《读素问识小录·汤液醪醴论篇第十四》中指出，"疑'鬼'字即此'魄'字之伪，是开泄糟粕之意。盖传写者误脱其半，遂致不可索解。其实

'开鬼门、洁净府'只是一义,前人注解,无一不误"。

（2）《素问·五脏生成篇第十一》"色见青如草兹者死"句"兹"字之考

张山雷反复考证《说文》《尔雅》《广韵》《集韵》《玉篇》等辞书,认为《素问·五脏生成》"色见青如草兹者死"中的"兹"应视为"玄"。他在《读素问识小录·五脏生成篇第十一》中提到,"草兹之'兹',今本皆作'玄玄',盖兹、玄玄二字,楷书形近,其实则形、义、音三者皆大别"。他指出,"须知此字明是从二玄之'兹'。凡从'玄'之字,皆有黑义,草色而兹,则青而兼黑,晦黝陈腐,滞而不泽,所以为将死之联兆"。

（3）《素问·阴阳别论篇第七》"阴阳虚,肠辟死"句"辟"字之考

张山雷在《读素问识小录·阴阳别论篇第七》中指出,"按宋校正《全元起本》,'辟'作'澼'。肠澼之名,《素问》屡见不鲜,其病即下痢脓血之滞下病,其字则前后皆作'肠澼',惟此处仿宋本尚无水旁……以滞下之病而名'肠澼',颇难索解。今按,'辟'有积聚之义,此病实因肠有积聚使然。幸仿宋本此处尚有一不加水旁之'辟'字,而命名之义昭然若发蒙。自后人概用水旁之'澼'而名义遂晦"。

（4）《素问·疟论篇第三十五》"横连募原"之考

《素问·疟论》提出"邪气内薄五脏,横连募原"。对于"募原"的具体部位,王冰注解"募原"即是膈膜之原系,明·吴又可认为"募原"乃表里之分界,吴又可以后的医家多从其说,"募原"意义已成定论而不可复易。然而,张山雷根据隋·杨上善《太素》注"五脏皆有募原,其邪气内著五脏之中,横连五脏募原之输"一段文字,认为"募原"为"脏腑经络之俞穴"。张山雷在《读素问识小录·疟论篇第三十五》提出,"'输'即俞穴之'俞',亦古所通用。杨上善以募穴、原穴而言,盖诸脏腑各有募穴,

六阳经各有原穴。疟邪既内薄于脏腑，自当连及于经脉俞穴。此义至显，无庸别为奇说"。由此，所谓"横连募原"者，盖即疟邪侵入于脏腑经络俞穴之意耳。

2. 对《难经》的考证

《难经》是与《内经》相媲美的古代医经之一，内容上具有独特的风格。后世医家往往推崇《灵枢》《素问》，而把《难经》仅仅看作是对《内经》的补充。张山雷则不同意这种看法，而是对《难经》给予了至高的评价。他在《难经汇注笺正·卷首·序》中指出，"吾国医经，《灵》《素》以外，断推《八十一难》……孙吴时吕广已有注解，行世最早，远在今本《灵》《素》之先，是真医书中之最古者。其理论与《灵》《素》时有出入。盖当先秦之世，学说昌明，必各有所受之。如诊脉之独取寸口及倡言心主与三焦之有名无形等，皆其独到之处。本非借《灵》《素》以注疏体例，依草附木、人云亦云者可比"。

此外，张山雷列举了约20家为《难经》注解的书目，汇集古注，编著《难经汇注笺正》，内容选择谨严，持论公允，纠正前人的偏见，作后学之南针。

（1）对"魄门"之解

《难经·四十四难》中的"魄门"，众多认为肺与大肠相表里，经言"肺藏魄"，因此，大肠下口名为"魄门"。张山雷在《难经汇注笺正·卷中·四十四难》中谓："假使以肺与大肠相表里之故而以大肠下口名为'魄门'，则心与小肠亦为表里，经言心藏神，何以小肠下口不名为'神门'？比例最近，其非魂魄之'魄'甚明。"对此，张山雷乃根据《庄子·天道》中以"糟粕"作"糟魄"及其他有关"魄"字的解释，证明"魄"即"粕"字，是古字假借通例。从而说明以肛门为"魄门"，即从食物糟粕由此而出取义。

（2）对左为肾右为命门之考证

《难经·三十六难》曰："其左者为肾，右者为命门。"王叔和《脉经》和之，以肾与命门相对待，赵献可、薛立斋等极为推崇，遂致后世有左尺肾水、右尺相火之说，将左右两肾强分阴阳。对此，张山雷进行了研究考证。他在《难经汇注笺正·卷中·二十五难》中曰："肾脏属水，而真阳之窟宅即寓其中，所谓生气之源者，即此肾间之动气，所以肾之真水能生万物。若水中无火，则何以为生生之本，故圣人画卦，坎为水，以一阳居两阴之间，是即肾脏之真相。所谓以水为体，以火为用者，一脏中故具有此阴阳二气，然此二气又包含于两肾之中，亦如先天太极，阴阳未分，必不能析而为二路一水一火……否则一为澄清之寒水，非冷即冰；一为烈焰之猛火，非枯则烬，尚复成何景象。"他又在《难经汇注笺正·卷中·三十六难》中云："肾虽有二，其体其用，究无分别，《难经》于此，独以左右分析言之，盖出于周秦之世，学说分歧，好为新颖……然谓命门为精神之所舍，原气之所系，则仍以为此是吾身精气神之根底，故亦与肾无所区别。《三十九难》且谓其气与肾通，是虽别立命门之名，而肾中水火阴阳并未劈分为二，不意后人因此遂生左水右火之议，自谓从《难经》得来，其实《难经》数节，何有是说？"

（3）对心主、三焦有名无形论之考证

《难经·二十五难》指出，心主与三焦有名而无形。后世医家对此争论不一。如徐灵胎《难经经释》曰："言三焦而无形，已属未当，言心主而无形，则更无是说。"徐灵胎认为，心主即是心包络，代心行事，本无所脏，故不以脏名。《灵枢·本输》云："三焦者，中渎之府，水道出焉，属膀胱，是孤之腑也。"既然谓之腑，则明是藏蓄泌泻之工具，何得谓之无形？张山雷经考证后，认为心主与三焦有名无形之论"名正言顺"。他在《难

经汇注笺正·卷中·二十五难》中笺正曰："经有十二，而脏之与腑，实止各五……系以经络者，若仅就十者配以十经而止，则又苦于手足阴阳，更不平均，于是古人不得不寻出心包络、三焦二者，以分配此一阴一阳之经……心脏之外，果何有包而络之者，说者恒谓此心脏之脂膜，所以护卫心主，作君主之宫域，然心有脂膜，仍属于心脏本体，不能析而为二。三焦之称，明指此身上、中、下者之三部，胸中心肺之位，则曰上焦；隔下脾胃之位，则为中焦；腰下肾、膀胱、大肠、小肠之位，则曰下焦。参考经文，灼然可见……是以《难经》于此谓心主、三焦俱是有名无形，盖亦有见于此二者之必不可以指实，可谓名正言顺。不意洄溪于此，偏欲证明其为有形，亦是凭空着想，万不能指其部位之所在。"

（4）对"任脉为病，七疝瘕聚"论之考证

《难经·二十九难》曰："任之为病，其内苦结，男子为七疝，女子为瘕聚。良以任脉发源于下，循腹上行，以升举为担任之职。故任得其宜，则升发元阳，布护大气。而任失其职，则升其所不当升，气血循行，有乖故道，结滞窒塞，即升非所升之咎。"疝为男病，瘕聚为女病，经有明文，隋唐以下，医者宗之，作为定论。而张山雷则认为，疝与瘕聚，只有在气在血，一浅一深之不同；《难经》以男疝女瘕分析言之则犹未确，疝病不为男子所独有。他在《难经汇注笺正·卷中·二十九难》中笺正曰："《二十九难》以'其内苦结'四字，为任病之大纲，见得其失之结尚在气分，则疝痛尤属无形；继而并及血分，则瘕聚乃为有象。疝与瘕聚，无非气血结塞，为之厉阶，爰以结字为之总括……疝之于瘕，一浅一深，在气在血，病固不同，而经文以男女分析言之，则犹未确。疝以气言，古人并非专指男子睾丸为病。《巢氏病源》详列疝病诸候，凡十一论，无一字及于男子之阴丸，是可为男女同病之确据。而《金匮要略·妇人杂病篇》则曰妇人之病，在中盘结，绕脐寒疝云云，且为妇女病疝之明文。宋金以降，七疝名称，

乃始有癞疝、狐疝两种专为男子阴丸之病。"张山雷指出，近世以疝病专为
男子所独有，实乃讹传致误。

3. 对《神农本草经》的考证

《神农本草经》是最早的一部药学专著。张山雷认为，《神农本草经》
言简意赅，内涵丰富，必须精心研读才能得其真理。他指出，读本草者，
必以《神农本草经》为主，《名医别录》辅之，后人杂说，徒多纷乱，不
可不分别以观。张山雷在熟读专研《神农本草经》《名医别录》之后，以其
原文为主，撷取精华，结合自己多年的临床经验，逐句疏通阐发，编撰了
《本草正义》一书。

对《神农本草经》的注释，张山雷独推重徐灵胎的《神农本草经百种
录》。他认为，徐灵胎的《神农本草经百种录》内容简洁，义精词显，有利
于初学者学习，为一部杰出的著作。张山雷在《本草正义》中说："洄溪百
种录，提纲挈领，力据题巅，不沾沾于字句，而融洽分明，曲中肯綮，识
见之超，诚非小家所能望其项背。"

4. 对《伤寒杂病论》的考证

对于《伤寒论》，张山雷推崇其论、其方。他将《伤寒论》的方剂编为
歌诀，列入他所著的《医事蒙求》一书中，以方便教学及初学者学习。《伤
寒论》自明代以来注家众多，张山雷对认可的注释内容择优选取并肯定其
贡献。他指出徐灵胎《伤寒类方》芟净荆榛，遂成坦道；尤在泾《伤寒贯
珠集》重为注释，别开生面。特别是尤在泾的著作，仔细分析了伤寒诸经
种种治法，能使学者豁然贯通，眉目一清。然而，某些注家对《伤寒论》
中的疑难条文和方药却强作解释，敷衍了事。对此，张山雷则予以批评指
正。他在《病理学读本》指出，"全部《伤寒论》百十二方，可解而对证可
用者十之七八，其不甚可解而竟无绝对之证可用者，亦十之二三。向来注
家皆以尊崇仲景之故，认作圣经贤传，以为一字一句，不容妄议。即遇本

文之必不可通者及病理药理之不可思议者，虽自己莫明其妙，亦必随文敷衍，空说几句。究竟糊里糊涂，徒令后之读者更加一重障碍"。

对于《金匮要略》，张山雷认为其属断简残编。他在《籀簃医话》中指出，"《金匮》古名玉函，今称要略。顾名思义，岂是完书"。因此，他提出初学《金匮要略》者应以经方为主，结合经义，互相对勘，以求理解。对于《金匮要略》的注家，张山雷认为，自徐彬《金匮要略论注》注后，继起者亦复不少，其中以《医宗金鉴·集注》最为轩豁。此外，尤在泾《金匮要略心典》注解亦较好。

5. 对古籍中经脉腧穴的考证

十二经脉、奇经八脉源于上古，历代医家都有相关书籍记载，由于时间久远，所存古籍残缺，各家抄袭时鲁鱼虚虎，讹传百出。张山雷因此考证古籍，诸如《灵枢》《针灸甲乙经》《千金方》《脉经》等，著书《经络俞穴新考正》一卷，考证修正讹传谬误，针对存疑之处，给予个人见解。简介其中一二如下：

（1）经脉循行经文的考证

描述足少阴肾经循行的经文有"邪趣足心，出于然骨之下"句，而今本《灵枢》中为"邪走足心"。张山雷经过对古籍的多方考证，指出《素问·阴阳离合论》有"少阴之上，名曰太阳"及"太阴之后，名曰少阴"二节，王启玄注皆是作"邪趣足心"。另外，《素问·脏气法时论》《素问·厥论》的注解，也是作"邪趣足心"，唯有《素问·刺热》作趋（按《广韵》去声十遇，趣七句切，趣向，是趣有向义），当以作趣为是，《灵枢》作走非也。"然骨"，《灵枢》为然谷，《脉经》《针灸甲乙经》《太素》皆作"然骨"，王注《素问》引也作"然骨"。张山雷考证后指出，"然谷是本经之穴名，必不可谓本经之脉出于本经腧穴之下，其为伪字甚明，杨上善注《太素》谓然骨在内踝下近前隆起骨是也"。

关于足太阴脾经经文脱佚的见解。足太阴脾经的循行为"入腹属脾络胃，上膈夹咽，连舌本，散舌下，其支者复从胃别上膈，注心中"。经文中自入腹以上，止言内行之脉，而无在外一支。张山雷考证后曰："连舌本，散舌下之后，其支者下，文字必定是有脱节，古书残缺，《针灸甲乙经》《脉经》《太素》《千金方》等书也是如此。"张山雷指出，后世注家强作解人，大多数为《灵枢》作注的医家皆是以入腹属脾络胃一节截作数段，而以诸穴逐段砌入，遂使本文之一气贯注者，变为断鹤续凫之局。经言入腹属脾络胃，上膈夹咽，是经脉之行于腹内者，与在外之腧穴，不可强合为一，诸注家以内外二途，浑作一气非是。张山雷在《经络俞穴新考正》中曰："不佞编辑此佚，若无所据，例不擅自增改一字，姑从原文，记所疑于此。"

（2）对腧穴的考证

兑端穴应当归属大肠手阳明经。自宋以来，明堂孔穴诸图及经脉腧穴诸书，都是把兑端穴归为督脉的经穴。因为十二经脉的腧穴都是左右对称，并没有居中的单穴，所以如此划分。张山雷在《经络俞穴新考正》中引用《针灸甲乙经》《外台秘要》之说，谓"兑端在唇上端，手阳明脉气所发，乃手阳明经左右交互之处，绝不与督脉相会"。盖督脉自人中之水沟穴以行于唇内之上齿缝中，是为龈交之穴，则上唇尖端，本非督脉所过，《素问·气府论》言督脉二十八穴，王启玄注遍穴名，未数及兑端穴，可见唐时都不把兑端穴列入督脉经穴之中。

（三）评议各家，阐述己见

1. 对金元四大家的评议

金元四大家刘河间、张子和、李东垣和朱丹溪，在继承历代医家思想和成就的基础上，开创性地阐发了自己独特的中医理论及治法。后世医家称其为金元学派，而他们的学说经验，又各有代表性。其中，刘河间偏重寒凉，创立"寒凉派"；张子和提倡汗、吐、下三法，创立"攻邪派"；李东垣重视调补脾胃，创立"补土派"；朱丹溪注重滋阴降火，创立"滋阴派"。张山雷认为，四大医家医术精湛，各有所长。其在《编辑讲义引用书目提要》中说："张子和《儒门事亲》专以汗、吐、下三法治百病，非浅学所敢尝试，唯识见既真，则奏效奇速，固亦应有之一道；刘河间治医，多主寒凉，盖亦当时气运使然，未必偏见至此。昔人尝谓守真以霜雪为雨露，利于松柏而害于蒲柳。然用之得当，自不可废，盖亦一家之学也；东垣出张完素门下，以培补脾胃为一生宗旨，且倡言寒凉峻利之害，盖承河间、子和之后，流弊已多，乃以温补为之挽救。且值金末大兵大疫之际，故创用升柴诸方，以为升清降浊之枢机，是因时代环境而成其一家之学。乃宗之者辄以升柴统治肝肾之虚，则贻害亦烈；丹溪受业于罗知悌之门，原出河间一派，爰以补阴为主，习用知柏。且谓《局方》温补香燥而专著一书以为攻讦，则矫枉者亦不无过正之嫌。至其创一'郁'字以论病，则开医家未有之法门。"

此外，张山雷指出金元四大家中的张氏当为张完素。张完素，字洁古，重视脏腑辨证及扶养胃气的思想，对李东垣创立以"补土"为特色的系统的脾胃理论有重要的影响。鉴于张完素在医学上的杰出贡献，张山雷在《编辑讲义引用书目提要》又指出："金元四家之称，由来已久，所谓张氏，当指洁古。易老学说，终比子和为醇。"

2. 对明清医家的评议

明清时代是中医理论创新发展的时期，张山雷对此时期的喻嘉言、王孟英、徐灵胎、莫枚士、陆九芝等医家评价颇高。他在《病理学读本》中说："有清二百余年，文人辈出，凡百学术，胥有以驾前人而上之，医学中乃多通品。如喻嘉言、徐灵胎辈之撰述，固文学之最擅胜场者，而柯韵伯、张石顽、尤在泾诸君子，学有实验，文亦精详，试与唐宋元明诸大家度长挈大，恐丹溪、景岳之流，咸当退避三舍，更何论乎东垣、洁古、子和、立斋、献可？最近则吴有陆九芝，浙有王孟英、莫枚士，治疗既独树一帜，颇能纠正近世之恶习，而辞旨清晰，畅所欲言……殊觉两千年来，斯道中极题此酤鬯文字。"其中，张山雷尤其推崇陆九芝和王孟英两位医家，指出陆九芝所编撰的医学论著内容精湛，王孟英处方灵活。他在《籀簃医话》中说："寿颐不敏，治医家言逾三十年……所见近贤著述，最为服膺而拳拳勿失者，厥惟两家，一则陆九芝封翁《世补斋》前集数种而已。陆氏擅长温热，学识与梦隐相等，而文辞偶侻，笔锋锐利，尚非孟英所能及。"在《古今医案平议》中张山雷赞王孟英"临证轻灵，处方熨帖，自古几无敌手"。

此外，张山雷对于张伯龙和黄醴泉的医案亦甚是欣赏。他认为张伯龙的《雪雅堂医案》论证处方，理法清晰，用药朴实沉着，精切不浮。黄醴泉治案用法灵活，选药纯粹，兼轻、清、灵三字之长。他称赞道："自王孟英以外，最是不可多得之佳构。"

然而，张山雷却不认可清代医家叶天士和汪切庵的学术思想，甚至提出了反驳。他在《古今医案平议》中提出"阳明热病，夹痰最多，痰热壅塞，即令神昏，是皆气火上浮，有升无降，冲激脑经之候。叶老毕生大误，全在谬信'温热传手不传足'一语，必以手经足经，龈龈分辨，遂置阳明于不问，乃自创'首先犯肺，逆传心包'二句，竟以温热伤寒，作为鸿沟界限。于是一见神昏，必从心包主治，至宝犀黄，鲜地元参，是其惯技。初不料阳明经热，即由此药引导，直窜入心，如醉如痴，不知不寐，抑且芳香太过，其气上升，而昏乃益甚……岂非'首先犯肺，逆传心包'八字，认定手经，遂不许有阳明足经一说为之厉阶乎？"。但是临床证明，犀黄丸、至宝丸对于神昏谵语临床上也有疗效，问题在于是否适合病情。因此，张山雷又在《病理学读本》提出："若问犀角地黄与白虎承气各证，究竟从何辨别？从何认清？则不佞笔下，必不能三言两语，剖解清楚。但有一条简单门路……看其脉症舌苔，有何异同。果能研究一二个月，当必有涣然怡然，一朝觉悟者。"他在《编制课程商榷意见书》中又说："汪切庵能读医书，未精医理，所辑本草医方，语皆浮泛，绝少精神……而《汤头歌诀》掇拾百十成方，编为鄙俚辞句，虽意在便利初学，然毫无抉择，信手拈来，反授人以因陋就简之法，致开庸愚轻率谈医之恶习。"

（四）评按医案，独具匠心

1. 评按黄醴泉《醴泉医案》选

黄醴泉为张山雷之师，张山雷跟随其学习中医内科 3 年。据记载，共 8 卷、约 10 万字的手抄本《醴泉医案》，乃张山雷整理其师之经验，并加按语而成。今选取数案，介绍如下：

（1）内伤肝脾病案

案例

张紫东室人，春升肝木司令，病后营卫不谐，烦劳则寒热起伏，肝经瘕聚，亦因而攻窜，总缘营阴未复，中气未振，宜建中汤以疏肝和液兼宣气滞。黛蛤散（包）、川石斛、茯苓、炒枣仁、北沙参、淮小麦各三钱，白芍（吴萸七粒泡）、旋覆草、竹茹、丝瓜络各二钱，炙鸡内金、天仙藤各一钱五分，清炙草四分，橘红络一钱。

颐按：此证此方，不用桂枝，终嫌不甚惬意，且于病情亦不甚灵动呈效，拟用桂枝四分，炒入丝瓜络二钱，或竹茹二钱，再拣去桂枝勿用，虽曰创见，于理当无不可，且以建中汤入络，非无意之弄巧也。

（2）疸热案

案例

钟翁，肤热如灼，咳嗽不停，自觉心中炽热，小溲如赭，面色黧黑。起病匝月，纳谷大减，脉左部见紧，右寸关浮数，肝阳气火升腾莫制，阴液受灼。此以外风兼感，先以标本兼顾。炒荆芥一钱，竹茹（枳实三分同打）、生白芍各二钱，光杏仁、桑叶、黛蛤散（包）、枇杷叶、川石斛各三钱，潼蒺藜、橘络、炒丹皮各一钱五分，炙甘草四分。再诊：外风已解，肝阳未平，气升未尽卒降，咳嗽大减，内热亦轻，溺色渐淡，肺源已得清肃之令，脉数渐退，再以两和肝肾。川石斛、桑叶、细生地、甜杏仁、沙苑子各三钱，川柏炭、丹皮各三钱，黛蛤散（包）五钱，制半夏、生白芍、川贝、竹茹各二钱，射干、炙甘草各四分。三诊：气升咳嗽，十减七八，纳谷加餐，小溲已清，自觉心中尚有小热，素患鼻渊，乃肝热生风，气火上冲，仍以和肝泄肺。西洋参、水炙白薇、橘皮、橘络各一钱五分，生白芍、竹茹各二钱，沙苑子、川石斛各三钱，细生地、甜杏仁、黛蛤散（包）各四钱，丹皮炭一钱，炙辛夷五分，清炙草四分。

颐按：此乃黄疸病湿热炽甚，本应消导，然阴液虚者，分利更耗津液，滋润又嫌助湿，所谓肾虚，最是两难。此案以肝肾两和，不偏不倚，最为稳固。

（3）经漏案

案例

顾氏，脉小右沉，经事一月再至，腹痛奇脉不摄，带下如注，先和肝而调八脉。吴萸七粒，白芍二钱，茯苓、炙乌贼骨、甜杏仁、炒枣仁各三钱，乌药六分，炒丹皮、橘皮各一钱，炙甘草、砂仁壳（后下）各四分，焦栀子一钱五分。

颐按：此证颇似虚寒，乃不用温摄法而投丹皮、栀子、花粉，必舌红绛有内热见症也，否则宜用建中矣。

（4）瘰疬案

案例

陈右，肝木郁滞，激痰上灼，纳呆泛恶，寒热自汗，头痛，皆肝火横恣为患，项间结核累累，自当调和肝胃为主。川石斛、炒枣仁、淮小麦各三钱，白芍、茯苓、茯神、海石、旋覆花（包）、竹茹（玫瑰花2朵同炒）各二钱，紫石英、淡秋石各六分，煨益智仁四分，米炒潞党五钱，蛤壳（先煎）十钱，生白术（枳实八分同炒）、鸡内金各一钱五分，盐水炒橘红一钱。痰核丸方：川贝、生牡蛎各三十钱，玄参四十钱，各研极细末，蜜丸早晚各服三钱，盐汤下。

颐按：方见陈修园书中，看似平淡，颇有功效，余尝屡用而奏绩，如瘰体无痰者，东国方强壮散极效。

（5）虚人外感案

案例

张云伯夫人，病后未复，春寒特甚，加以劳动伤阳，痰饮内扰，昨夜陡然寒起四末，形凛发战，背脊竟如水泼，继即发热如燔，微微自汗。今日表热虽解，头痛未蠲，凛寒未撤，胸闷腹胀，溺少便闭。病久液亏，不任多汗，与寻常感冒法应轻疏解肌者不同。况复怒木支撑，升多降少，更不可误投温散，触动危机。议宣肺化痰，调和营卫，而疏肝胆之气。桑叶、白蒺藜各二钱，旋覆花、生紫菀各三钱，郁金一钱，橘皮络一钱，白芍、乌药、半夏各一钱五分，桂枝木四分，丹皮一钱五分（同炒），淡竹茹一钱五分，陈枳实四分（同炒），生牡蛎四钱，金钗斛（先煎）三钱。

颐按：虚人感冒，原有外邪，亦宜疏泄。所谓忌表者，忌姜、防、柴、葛等辛温升散之燥药，虑其逼汗劫津，扰动气火，横逆莫制耳，并非辛凉开肺解肌诸味而禁之。此证凛寒胸闷，桑叶、蒺藜疏风泄肺，原是正治。桂枝用木，制肝木而兼顾表寒，分量极轻，不虑辛燥。旋覆花、紫菀宣肺气以助肃降之令，抑左升而顺右降，于溺少便闭一层，下病治上，大有巧思。牡蛎开结，与痰聚胸闷腹胀，俱能兼顾。其余柔肝行气，化痰泄满，应有尽有。亦是虚感至当之治法，以视古人但知补药者，尤为灵变活泼。

2. 评按张士骧《雪雅堂医案》选

张士骧，字伯龙，蓬莱县人，为清代末期名医。曾学医于四川唐容川，唐容川所著《本草问答》则是记录其师生二人答问之作。张士骧所著《雪雅堂医案》，则是选自其从光绪甲午至癸卯（1894 ~ 1903）十年间的临床医案，共 800 余例。张山雷对张士骧的评价甚高，认为其"论证处方，理法清晰，而用药亦朴实沉着，精切不浮"。他曾摘录了其中 60 余例，并在每案之后注加评议。张山雷的评议，点出了张士骧临床经验的独特之处，使后世医家易于领会其中精蕴，并从中得到启发。此外，张山雷对于张士骧临证中的某些案例不会随声附和，而是独立思考，对有不同见解或认为有不足之处，提出了自己的不同看法。这正是我们学习前人医案时应有的态度和方法。

（1）感冒案

案例 1

刘信翁，患感，寒热独发于午后，脉浮弦尺甚，颈强硬不能转侧，仍以太阳论治。进桂枝汤加羌活、细辛，一剂而瘥。

颐按：此风寒项强之正治，加二味切当。

案例 2

薄寒袭卫，咳嗽，辛通轻宣肺气宜之。冬前胡、小苏梗、半夏、竹茹、薄荷梗、炙杷叶、苦杏仁、瓜蒌皮、陈皮、茯苓。

颐按：枇杷叶苦降，凡风寒初感非宜，议易以桑叶、荆芥。

案例 3

寸关浮数，风热客于阳明，晡后身热，法宜清解。牛蒡子、淡豆豉、冬前胡、象贝、淡黄芩、黑山栀、连翘心、银花、生甘草。

颐按：温热尚在气分卫分，辛凉解表最为简捷。黄芩苦寒，尚嫌过火，甘草和之则古法也，然甘者黏腻，殊非感证所宜，今江浙人多避此味。

案例 4

风温外感，痰嗽头痛，寒栗不饥，误服温散，其势益甚，口渴无溺，脉弦数浮促。风温既服温散，热得风而更炽也，舌绛无津，亟宜清化。桑叶、知母、玄参、冬瓜仁、甘菊花、花粉、栀子、贝母、枇杷叶、鲜梨汁。

颐按： 风温本是温邪，再以温散灼烁，津液云亡。小溲不通者，非特下流水竭，实缘温升太过，肺金失其肃降之权，是以脉浮数弦促，尽壅于上，自然源流皆涸。此方凉润肺胃，药俱稳健，议加麦冬、鲜石斛而宣通肺气，方得遂其下行为顺之常，则紫菀、兜铃、桑白皮、九孔子等皆可选也。

（2）感冒失音案

案例

某，脉右寸浮滑，客邪伤肺，咳逆音嘶，金实不鸣，宜轻清宣通为主。牛蒡、浙贝、杏仁、冬瓜仁、梨皮各二钱，桑叶、生苡仁、丝瓜叶、桑白皮各三钱，鲜苇根五钱。

颐按： 此风热入肺，气窒音喑，脉右寸浮滑，故用药如此。然开泄肺气尚嫌不足，宜加兜铃、玉蝴蝶，而桑白皮、梨皮、苇根之寒凉反以壅遏肺金，非宣通法也。丝瓜叶、梨皮乃三家伪案中之珍宝，实则不入药用，且凉降郁遏，何必效颦。

（3）咳喘案

案例 1

病因冬寒入肺，夜间咳呛涎沫，咳极作呕，两寸不起，病经两月，温通肺胃。半夏、细辛、陈皮、款冬花、白芥子、茯苓、五味子、炙甘草、苦杏仁、川干姜。

颐按： 宜加麻黄，而甘草宜生用，芥子无谓可去之。

案例 2

石某，外感咳嗽有痰，脉左关紧，应以感寒论治，干姜五味辛与酸合，开发阳气最速，非仅辛散酸收已也。麻黄、甘草、五味、干姜各一钱，半夏、杏仁各二钱，黄芩钱半。

颐按： 此小青龙汤也，然甘草宜生用，寒饮抑郁宜之。

案例3

陆，脉弦细如丝，咳吐稀涎味咸，脐上气冲即呛咳，时有喘象，已延数月，医者束手。《素问》论咳篇最详，今参脉象症状，殆肾咳欤？按经治病，当不谬耳。蛤蚧尾一对，苦杏仁、茯苓、川贝各三钱，女贞子、干地黄各四钱，杞子五钱，补骨脂钱半，胡桃肉二钱，沉香节五分，十剂后病去其五六，因以蚧尾一对，杞子五钱连服数十日而愈。

颐按： 可加磁石、石英及介类潜降之品。

案例4

久咳气馁，脉细且促，仍复力疾从公，渐至食衰便枯，寒热倏忽，背冷汗泄，心营肺卫之损已及乎中，败症迭见，颇难着手。秦越人谓，损其肺者益其气，损其心者调其营卫，胃为卫之本，脾乃营之源，当建立中官，以维营卫，偏寒偏热非正治也。大生芪四钱，川桂枝、炙草各一钱，炒白芍、饴糖各二钱，黑枣肉三枚。

颐按： 此病全用古方，竟无一二味以佐，殊似古调独弹。如龙牡合归脾诸味皆可随宜采用。

（4）头痛案

案例1

左关弦数，厥阳风木上膺，夹内风而为头痛。息肝风滋肾液为主，拟采用缪仲淳法。制首乌、乌豆衣、三角胡麻、甘杞子、生白芍、柏子仁、冬桑叶、杭甘菊、云茯神。

颐按： 方案俱精切不浮，介类潜阳似尚可选用一二，且化痰之品亦不可废。

案例 2

左关弦数，少阳木火上窜，午后头痛，用开泄降逆法。苦丁茶、白芍、北杏仁、蔓荆子、旋覆花各三钱，勾藤、川连各一钱，黑山栀二钱，石决明五钱，生甘草五分。

颐按：蔓荆子辛升，易以蚕矢、白蒺藜为允。

案例 3

肝肾阴亏，风阳易动，每发则头痛火升，清窍蒙冒，上实下虚，脉息弦数。涵养肝肾之阴，以期乙癸相生。金钗斛、干地黄各四钱，龟腹甲七钱，生牡蛎、乌豆衣、女贞子各三钱，旱莲草、东阿胶各二钱，天门冬钱半。

颐按：阴虚于下，阳浮于上，滋填潜降，原是探本穷源一定不易之法。然唯胃纳未减而不夹痰饮者庶无流弊。案语虽不言舌苔，然以金钗斛为首，已可想见其舌质鲜红，绝无苔腻，而又辅之以阿胶冬地，则纳谷不愆又是可想而知。选药皆此，而只用干地不用熟地，尤足征古人拒效，不同流俗。

案例 4

伯母，因感外寒搏内热，憎寒发热，咽喉痛，口渴，头眩痛，目眶痛，脉大右寸甚。仿羌活汤法，师其意而不泥其方，变辛温为辛凉也。羌活、白芷、连翘、牛蒡子、防风、葛根、枯芩、蝉蜕肚、川芎、石膏、桔梗、生草。

颐按：外有憎寒，确是新感。然咽痛、口渴、头眩痛、目眶痛，则肝胆阳气化风上扰，脉大而右寸为甚，明明里热孔急。所谓右为气口，气口主里者也，凡头痛而目眶骨亦痛者，皆是木动生风之内风，俗名头风，此非外来之寒风可比，只宜潜息，不可发散，误与升散，未有不如火益烈者。案语亦云外寒搏内热，似未尝不知内热生风之旨，何以羌、防、芎、芷、牛蒡、葛根，一派疏风，岂不教猋升木。虽自以为辛凉，却竟无泄降潜阳一二味以驾驭之，终是功不补患。此病此方，必铸大错，吾不能不为贤者讳也。

（5）眩晕案

案例1

张，操持经营，神耗精损，阳夹内风上冒，治宜育阴、息风、镇逆。干地黄、浮小麦、生牡蛎各四钱，茯神、阿胶珠、生白芍、生鳖甲各三钱，天门冬二钱，羚羊角一钱，生石决六钱。

颐按： 谋虑烦劳，五志厥阳之火最易自扰，阴液日耗，则阳焰日增，此心血虚而肝风动者，自非养液宁心不可以治本，亦非介属潜阳不可以治标。双管齐下，标本兼治，是伯龙氏独擅其长者。惟浮小麦力薄，茯神渗泄，虽曰宁心，似嫌淡薄，不如重用天麻、枣仁较为着力。

案例2

蒋叔明夫人，眩晕，心痛，胀，冲逆，呕吐涎沫，周身麻木，脉弦。此厥阴犯阳明证，肝脉夹胃贯膈耳，治在肝胃。川连、干姜、川楝子、乌梅、牡蛎、杭白芍。

颐按： 症情似有多端，病理却本一气，案语要言不烦，能将丛杂诸症团成一片，真是六辔在手，一尘不惊。而选药简洁，寥寥六物，确已应有尽有，惜墨如金，不嫌疏漏，真乃斫轮老手。所谓言有尽而意无穷，尽足耐人寻绎。若欲引而伸之，触类而长之，虽衍为数百千言可也。

案例3

下元水亏，肝胆阳气夹内风上腾不息，进和阳潜镇之法。生白芍、寸麦冬、巨胜子（黑芝麻）、白茯神、青龙骨各三钱，生牡蛎、东阿胶各四钱，干地黄一钱五分，酥龟板、石决明各六钱，炙甘草二钱。

颐按： 自谓和阳，亦毓阴以潜阳耳。若令庸手处此，或有一二味补阳者搀杂其间，即大谬矣。寿颐所谓"补阳"二字，非温补也，即如参、术、归、芪，能动不能静者，昔非此等证候所宜用。

第二方：干地黄、生牡蛎、火麻仁各四钱，阿胶、青龙骨、寸麦冬、生白芍、云茯神、浮小麦各三钱，酥龟板六钱，炙甘草二钱。

第三方：不饥不纳，食物呕吐，大便干燥，右关涩，左关细数。胃脘清真受伤，腑以通为补，甘濡润胃气下行，稍参制木之品，胃不受克则清真易复矣。麦门冬四钱，黑芝麻、川石斛、生扁豆、生白芍、冬桑叶、浮小麦各三钱，小胡麻二钱，宣木瓜、生甘草各一钱，南枣肉三枚。

颐按：上二方滋填潜降为法不错，然反致不饥不纳，且呕吐不便，则其人必有浊痰阻塞无疑。第一方不言脉舌，恐前药不无误滋之弊。今右关脉涩，仍是痰塞未开，脾胃已失运化之职，然而左关脉细数，则是平素本是阴虚之体质，恐方中麦冬、甘草、南枣肉尚非所宜。拟去冬、枣、草而加以泄降者二三味，庶为近之。

案例 4

姜锦初夫人，脉虚大，卫虚肝风上逆，眩晕战振，应辛甘化风，佐以镇摄为主。大炙芪、枸杞子各八钱，生牡蛎六钱，大防党、全当归各四钱，灵磁石五钱，黑枣肉、清桂枝、焦白芍各二钱，青龙骨、茯神各三钱，炙甘草一钱。

颐按：此亦阴虚于下，而肝胆阳邪，化风上逆之证，药用养阴潜阳其义可见。脉之所以虚大者，岂非下无摄纳之权，而浮越之阳发露于外。唯兼有战振一症，是为卫外之阳气式微，乃阳无所附，而已将至于亡阳危候。参、芪、桂枝，用意盖在固表，唯寿颐之见，则虚风上扬，终觉辛温升腾必与眩晕有碍。虽有战振，一味桂枝通阳，亦已足当专任。如其确将亡阳，亦不如参附并用，守而不走，较为得力。当归大辛，加以重至四钱，尚非稳妥正策。

案例 5

惊悸心震，不寐，眩晕，脉虚大，甘温养营，佐以镇逆。大防党六钱，大炙芪、全归身、紫石英各五钱，青龙骨四钱，茯神、酸枣仁、焦白芍、龙眼肉各三钱，清桂枝二钱，炙甘草一钱五分。

颐按： 此纯是血虚而肝风暗扇，脉证相符，药颇有力，虽无复诊，效力可知。此方之桂枝，盖用建中意也。

案例 6

王宅太太，产后百日外，时患畏冷，内外战振不堪，又或眩晕，经水时来时止，然不甚多，腹并不痛，不思食，右关弱小，左涩滞、关脉更沉涩不起，右手两指节间时生米粒小疬，痛难言状，应以肝经血瘀论治。醋香附、泽兰、牛膝、当归、赤芍药、川芎、浙贝各二钱，桃仁三钱，醋大黄、红花、桂枝、甘草各一钱。服后腹略痛，肝经热气觉流入膀胱，小便下赤黄如米泔水者两次。第二剂去膝、桂、军、草四味；第四剂因不能食，加苍术、砂仁、半夏。再诊，各症递痊，仿易思兰法，以越鞠加减主局。醋香附、炙黄芪、当归各三钱，神曲、苍术、川贝、桔梗各二钱，黑栀子、川芎、砂仁各钱半，桃仁一钱。

颐按： 此虽外有畏冷战振，而里则确是血瘀，窒塞不通，肝气逆上，故有眩晕，且手指疬疡，仅如米粒，而痛乃不可言状，若非郁火必不致此（凡疡患痛炽，无非火郁于里，脉络不通使然）。其脉小且沉，沉涩滞不起者，纯是闭塞确证，则战振一端，又属热深厥深之例。似此假寒假脉，最易淆惑，而能识得真情，径投攻破，识见卓越，殊不可及。患者舌之苔色，必有可据之理，而漏未详载欤。唯如此证情，外寒非重之外，桂枝殊非必要。

案例 7

夏老太太，中气虚馁，清阳不升，气痰上逆，眩晕，即经所谓上气不足，头为之苦倾是也。宗陈修园补中益气加减法。生黄芪、广陈皮、明天麻、炙甘草、柴胡、当归、炙党参、钩藤、白术、制半夏、羚羊角、绿升麻。

颐按： 既曰气痰上逆而为眩晕，则是升之太过，岂可曰清阳不升，上气不足，案语三截，何以连贯？而方中天麻之降，竟与升柴并行，伯龙贤者，何以昧之？

案例 8

产后月余，经水淋沥不止，时或暴下鲜血，头眩身浮，口渴不食，腹无痛楚。两尺滑短无力，滑为血虚，短为气虚，两关缓涩无力，为气血两虚。峻补气血，是为正治。高丽参、阿胶珠、杭白芍、血余炭各三钱，大熟地八钱，炙芪五钱，归身、艾叶、炙甘草各二钱，炮姜炭、乌梅炭、砂仁末各一钱。三剂血全止，脉症均见递减，口渴渐止，饮食照常。因肝木虚阳上窜，头痛如劈，左关浮滑带数，固补之中参入镇肝，服八剂，再拟丸方善后。乌鱼骨、熟地各五钱，甘杞子、生牡蛎各四钱，正於术、杭白芍各三钱，阿胶珠、高丽参各二钱，炙甘草一钱五分，砂仁末一钱。

颐按： 产后血虚动风，诚非大剂滋填不可。前一方补阴固摄，何以血止胃开而反致头痛如劈？盖尚少介类潜阳一着耳。此法固伯龙所极力阐明者，然偶尔遗漏，则缺略之弊即见，可谓捷于影响，此第二方之所以必去归、芪而加牡蛎也。

（6）不寐案

案例

孤阳飞越，五日不眠，脉大而弱，宗喻氏法治之。生地、酸枣仁、茯神、浮小麦、生龙骨各三钱，熟地四钱，生白芍、生牡蛎、夜交藤各五钱，甘草、川附片各一钱，柏子仁二钱。

颐按： 阳越而用附片，似非正法，以肉桂引火归元。

（7）癫狂案

案例 1

联子振，因惊忧积气，心受风邪，精神恍惚若痴，自汗惊悸心跳，自觉惭愧，畏怕见人，言语半吐即不能言，面红舌苔黄腻，脉时歇止，不寐，

048

饮食如常。病经二载，医更数手，温热腻补竟进，气机郁阻愈深。昔人谓脉歇止无定多主郁痰为患，不得以结代目之。种种症象，无非机枢窒碍，痰阻经隧为患。拟仿本事惊气丸意，其中多用风药，良因经络窒塞，非风药不能转动机枢耳，立方大意全在乎此。滚痰丸三钱，丽参钱半煎水送，连服两日，下胶黏臭痰颇多。高丽参、茯神、石菖蒲、胆南星、川芎、僵蚕各二钱，天麻、石斛各三钱，远志钱半，全蝎六分，生铁落五钱，橘红一钱，姜汁三滴，竹沥一小杯。白附子、蕲蛇、羚羊、法夏、麦冬、枣仁、青黛、龙齿二十余剂而痊。

颐按： 川芎升提，虽曰宣通气郁，于急热证不宜，不如郁金、竹茹、丝瓜络之类为稳。

案例 2

黄太太，肝厥狂叫哭笑，手足瘛疭，气逆胸闷，脉沉弦实大，养阴清火豁痰。白芍五钱，生铁落六钱，元参、生地、丹参、天竺黄各三钱，南星、羚羊角、菖蒲各二钱，龙胆草钱半，沉香一钱。

颐按： 此证脉沉弦实大，非攻逐结痰不可。狂病实疾者多，非攻下不为功，但与镇坠化痰，犹未沉着。

（8）痹痛案

案例 1

李菊荪，诊得六脉浮大而不弦，身热，手背微肿，指节微红，手足不能动摇。此风中经络热痹证也，亦谓行痹，又谓之白虎历节。古方书多作寒治，今则南方湿热蒸灼，风湿相搏，邪正交战，故作痛弓若但牵强而不痛，则正不胜邪，必致难愈。叶氏及吴鞠通有热痹方论，俱遵热淫于内治以甘寒，再加通络，而不用风药及行气燥药。盖风主动，自当静以息之。若以风药动之，气药燥之，则助其焰扇其热矣，势必加剧，余已屡见之。细生地、川贝母各三钱，金钗斛、生龟板各四钱，丝瓜络、木防己各二钱，生苗米五钱，海桐皮钱半，片姜黄一钱。复方茅根六钱，生地、龟板各四钱，元参、贝母、茯神、甜杏仁各三钱，虎骨（现用替代品代）五钱，木通一钱。

颐按：风热入络而为痛痹，正与古书寒湿痹痛相反。伯龙此案辨证极精，用药亦尚切当。凡风温入络，必须轻疏，但只宜辛凉，如牛蒡、桑、膝、蚕矢、薄荷之类，不可误杂辛温一味，而归、断宣络尚属不妨，痛甚者加羌独二活各四五分不可多。唯虽是风热，亦不可早用寒凉，表热未解妄投寒剂，则隧络凝滞即难屈伸而成废疾。凡鲜地、芩、连等大寒之味，在痛甚不能转侧之时，切不可用。戊甲初秋，颐长女其巽患此，痛不可动者旬日，颐为治愈，唯在热炽时，病者误用冷毛巾罨臂节止痛，愈后右时不能屈伸，数年始瘳。

案例2

两腿痹痛酸软，脉沉缓而涩，祛风祛湿宣络为主，所谓通则不痛耳。防己、独活、知母、姜黄各二钱，苡米五钱，生芪四钱，蚕矢、桂枝、苍术各三钱，通草钱半。再诊诸症未有增减，应进温通补血之剂，亦治风先治血之义也。生黄芪、白蒺藜、虎胫骨各五钱，归身、金毛脊、川续断、厚杜仲各四钱，骨碎补三钱，木防己钱半，桂枝尖、川羌活各一钱，玄武板八钱。

颐按：羌活上行不如独活主下，而木瓜、牛膝、川柏皆不可少。

（9）胃痛案

案例1

孙驾航，右关沉细带数，舌光尖有细碎红点。此由胃阴素虚，又因吐血之后胃无汁液，故有早起咳呛，不食则嘈，得食少缓，食入不香等症。仿古人诸虚不足先建中气法，遵叶氏甘缓濡润之旨，辛温为大忌。怀山药、茯神、川石斛、南枣肉、真饴糖各三钱，扁豆衣二钱，陈皮白一钱，炙甘草五分，建兰叶五片，原麦冬钱半。

颐按： 肺胃津枯，虚阳上借，纳谷已呆，固宜清润不宜变补。然方中甘以饴糖似嫌甘腻，嘈杂者必非所宜。所谓诸虚不足先建中气者，即是滋养脾胃津液之法。于仲景小建中方独去桂枝，正以舌光而红，与古人中气虚寒之腹痛者不同。盖古之中虚多属阳衰，而此则阴虚内热故也。由此可悟，仿用成方须知裁变，必不可浑沦吞吐，谬谓吾亦师法古人。所谓气药辛温大忌，陈皮、砂仁等亦在屏除之例，此非但嫌其辛香近于燥烈，亦以津耗而有干呛，误服辛香必助纣为虐。凡此皆治阴虚者不可不知之要诀。

案例 2

李宅夫人，脉沉郁滞，肝脾两伤，脘胀肠鸣，入暮鼓胀更甚。显见气虚肝郁，治宜缓调。防党参一两，郁金子、益智仁、陈皮、制香附各一钱，鸡内金六钱，茯苓皮、真针砂、炒大麦仁各三钱，大腹皮二钱，白蔻仁八分，饭后服枳术丸三钱。后以沉香、乌药、香橼、青皮、苏梗、术、芍、归、地出入十余剂而瘥。

颐按： 此亦脾胃虚而肝木来侮者，然病在阳气不振，恰与上条一阴一阳两相对峙。故上案则气药辛温大忌，而此则多用行气之药。虽不言脉，脉必弦涩可知；虽不言舌，而舌必薄白润泽可知。凡治虚证，必先辨明在阴在阳，属气属液。试以此案与上案两相对勘，正是初学辨证之绝好资料。方中益智、香附、陈皮、蔻仁气药已多，故皆止用八分一钱，可见药味分量，酌剂盈虚，亦立方之一定要诀。脾阳不足，健运失司，自必以参术为君药，但术偏于守，胀者得之每致碍胃减食。此方党参独重，而仅以枳术丸三钱辅之，亦是一法。

案例 3

刘景周，两关弦大，眩晕肢厥，呕吐清涎冲逆，脘痛如饥，得食稍安，胸中空虚若谷，厥阳夹内风盘旋厥冒。种种见症，厥阴上犯阳明之征。胃阳久被劫克，肝木益肆猖獗，议用仲景乌梅丸义，以期肝胃两和。制半夏、白芍药、淡干姜、茯苓各三钱，川黄连、桂枝尖、川椒、淡吴萸各二钱，乌梅钱半，生牡蛎四钱。

颐按： 此肝虚动风，而胃有寒饮者，诚非温胃降逆不可。选药朴实，确有功夫。酸苦辛合化，摄胃平肝最有捷效。唯药量太重，非北人坚实体质不能胜任。若在江浙，则姜、连、椒、桂、吴萸皆宜减去大半矣。

（10）泄泻案

案例 1

黄宅小儿，吸受暑湿，发热吐泻，香薷饮化裁宜之。香薷、厚朴、藿香梗、鲜荷叶各一钱，扁豆衣三钱，六一散、金银花、枯黄芩各钱半，黄连八分。

颐按： 专理湿热，药颇活泼。但芳香发汗甚猛，必凛寒较甚而汗不出者可用，勿以为暑家套药也。

案例 2

久泻阴伤及阳，虚胀喘促，咽干舌绛，脉细，欲寐。真阴五液大伤，八脉不司固摄，因思叶案中有采用仲景少阴篇中填塞阳明一法，以肾为胃关，固胃关即是摄少阴耳，与此证吻合。高丽参、禹余粮各五钱，赤石脂八钱，宣木瓜三钱，炙甘草、五味子各二钱。

颐按： 此方朴厚有余，灵敏不足。议加麦冬、金钗斛、青陈皮以增胃液而助气化。

案例 3

蒋宅小儿，后天脾胃虚弱，日久泄泻，不思纳食，面色黄瘦，用疏补脾胃缓治法。东洋参五钱，於潜术四钱，云茯苓、五谷虫、怀山药、旧枳壳、鸡内金、湘莲子各三钱，共为细末，加焦黄锅巴四两研细入药末掺匀，每早用开水加白糖调服二钱。

颐按：脾胃气馁，泄泻食呆，法当补土。唯运化已迟，但与补益，恐增其滞。妙在枳壳、鸡内金、五谷虫疏补兼到，乃能灵动活泼。此堪与钱仲阳七味白术散媲美，岂独幼科之妙诀，即治大方脉者皆当奉此为不传之秘。方中诸药皆渣滓不多之品，制为末剂，功用较好，参之所以不用潞党盖亦此意。颐谓病情如此，即用高丽参、别直皆可，但似尚可选择一二味行气之药为之使，如其唇舌白，则炮姜亦所必需。

（11）血痢案

案例

柳鹤书，血痢纯红，腹痛坠陷，脉细且弱，面色枯白，口渴咽干，病缠两月，羸瘦如柴。阴阳两伤，补脾统血、升提固涩无灵，因忆仲景少阴下痢有堵塞阳明一法，遵用桃花汤以固脱，去干姜之辛温伤液，加入熟地以填肾阴，萸肉、乌梅、五味以收三阴之散而敛液，人参、茸、升麻以升阳，化裁古方，亦法外之法也。三剂病证霍然，因并记之。高丽参、禹余粮各四钱、赤石脂、熟地炭各八钱，炙甘草钱半，山萸肉三钱，真鹿茸、五味子、绿升麻、乌梅炭各一钱。

颐按：虚人犯痢，虽有积滞，亦须通补兼用，不得如平人放手宣导。

（12）肿胀案

案例

人身有真火寄于右肾，行于三焦，出入于肝胆，察命于天君，所以养脏腑、充七窍、生土德、立人事皆此火也。身肿腹胀，形神枯索，脉来迟微欲绝，显然真阳衰败，不能温土，浊阴盘踞中宫，有似瓮水凝冰之象，岂消导利水所能疗乎。遵经益火之源，俾阳和一照，阴凝潜消耳。真人参、炒於术、白茯苓各二钱，黑附片四钱，草果仁、炙甘草各一钱，炮干姜、金液丹各三钱。

颐按：立案结实亲切，不作浮光掠影之谈，颇有旭日当空之概。但为味似此厚重不挑，未识病人果能胜任愉快否？或恐迟微欲绝之脉，不克负荷奈何。

（13）暑热案

案例1

暑湿内蕴，弥漫三焦，上则胸闷气促，中则苔黄口渴腹胀，下则足肿溺闭，议三焦分治，开太阴以通太阳。苦杏仁、寒水石、鲜苇根、紫厚朴、飞滑石、猪苓片、白蔻仁、生苡米、大腹皮、茯苓皮。

颐按：此证湿甚于暑，宜以理湿为急，而清热次之。议去寒水石，加藿梗、旋覆、紫菀、栀皮、车前、海金砂。

案例2

受暑夹湿，头昏胀，午后身热，微咳胸闷，咯痰不出，鼻塞，用辛凉佐芳香法。连翘、香薷、郁金子、青蒿、藿香梗、扁豆衣、厚朴、滑石、酒黄芩、西瓜翠衣、银花、鲜莲叶边。

颐按：伯龙雅尚朴厚，而此方西瓜衣、荷叶边，则效颦叶氏矣。

案例3

杨顺，受暑夹湿，头痛、口渴、便赤、恶心、发热，拟新加香薷饮，辛温复辛凉法。小川连、金银花、淡竹叶、紫厚朴、扁豆皮、川香菇、连翘壳、鲜荷叶、藿香梗、益元散。

颐按：香薷发表猛药，如恶寒不甚，即非所宜。不如香豉疏表兼能宽中，虽曰引呕，佐以温胆可也。

（14）湿温案

素禀湿热阴虚体质，因感寒邪误治迁延日久，寒邪已渐化热，湿痰内踞，胸痞昏谵，苔厚芒刺，口干烦渴，二便短闭，右寸独大，余俱虚涩。火为邪蒙，虚为气虚，涩为津伤，乃元气津液枯竭之象，邪实正虚，症象纷歧，极难下手。昔马元仪、张山雷医案中所治各病，大半介在伤寒湿热之间适在寒邪化热之际，欲又因素有痰涎为寒邪所郁，郁则化热激动其势，湿热浊痰混淆，盘踞于内扰乱正气也。其间治法独具手眼，今仿其意，进以肃肺宣津导湿祛痰之剂，仍候高明酌裁。小川连、陈枳实、石菖蒲、川厚朴各二钱，生苡米五钱，全瓜蒌、川石斛各四钱，苦杏仁三钱，鲜苇根八钱，甘蔗汁一杯。

颐按：湿温病在湿邪郁结，痰浊互滞之时，而津液已耗者，用药诚难两顾。是方然费经营，然苔厚芒刺、胸痞、便闭、昏谵，宜以开泄疏导为主，用药尚嫌太轻，恐难捷效。若再迁延，更不易着手矣。

（15）斑疹案

案例

林小儿，十二岁，病温，斑疹不透，昏谵大渴，舌赤狂热。幸尚未现败症，大剂甘寒凉血透斑尚可挽回，迟则内闭难救。生石膏、川银花、玄参各四钱，犀角（现用替代品）、知母、羚羊、丹皮各三钱，连翘、青蒿各三钱，白茅根六钱，苇根八钱。

颐按：斑疹不透而昏谵舌赤，大渴大热，阳明热炽，耗烁阴津，大剂白虎加味最是针对。须知甘寒即是透斑之无上要诀，正不在柴、葛、升麻升阳达表，反多贻害。方中惟一味青蒿略参疏散之意，然亦与升、柴不同。此为正法眼藏，凡读过陶节庵书者皆不可不知有此一条正直荡平之道也。

复诊：前方三剂，斑疹已透，各恙均瘥，唯余口渴，头面以至周身肿胀，小便短少，当以清涤肺中余热着想。白茅根一两，生苡仁八钱，冬瓜仁、茯苓皮各四钱，川贝、飞滑石、生姜皮、杏仁、枇杷叶、陈紫菀各三钱，通草片二钱。

颐按：斑疹已透，各恙均瘥，始之欲求透斑，正不在必用表药。前方效力实是不小，而头面周身反肿、小水不长，则仍是肺胃里热，闭塞气机，右降不循其职，致令水无去路，浸淫络脉。用清泄肺胃，大剂亟投，识见最真！选药亦安，药力既专，此证此方断无不效之理。唯有生姜皮辛温而分量过多，须减去四分之三，借其辛开乃为恰好。寿颐谓如用五皮饮中之大腹、桑白，且可加兜铃、路路通等以开通肺闭尤佳。冬瓜亦当用皮，川贝不如象贝有力。

（16）霍乱案

近来时行之霍乱吐泻不止，危在顷刻，是为寒湿霍乱，脱证是也，与闭症治法天渊悬殊。瘰螺者脾气塌陷，腹不甚痛，正不敌邪，汗出厥逆目陷，阳气将亡之征。病由伏邪所感发，非尽关疫气之传染。脉非弦大而虚，即沉伏而紧，所谓伏者正气沉伏之伏，非伏闭不通之谓也。治以理中四逆为主方，而吴萸、伏龙为方中必不可缺之药。转筋加木瓜以和肝，腹胀加鸡内金，发热加桂枝，气滞加砂仁。倘药不能入，急用猪胆汁一个生和入药为引药，候冷服，取同气相求之意。一切香燥行气之品切勿妄加，以速其死。尤禁米粥，有一粒入口仙丹莫救之戒，即愈后亦须间一昼夜方可见米。特拟证治方论，以为同道者告，俾临证知所指归，则幸甚矣。黑附子、炒白术、高丽参各四钱，炮干姜五钱，炮吴萸、炙甘草各三钱，伏龙肝八钱。如亡阳汗出，改用人参三四钱更妙，无力之家，丽即用防党一两亦可。亡阳去吴萸加牡蛎二两，病重附子可用生者。药不能入，非胆汁不为功。药之分量仍须临症视病者强弱轻重以为增减，未可拘守。此证来重变速，用药不当，误人性命，固医之罪，而分量太轻，心存探试，转瞬病变莫救，亦医之罪也。

颐按： 说理透达，立方结实，但川连不妨并用，亦寒因寒用与加胆汁同义。而在呕吐之时必须冷饮，方能受而不吐，如热服亦必吐出。

3. 评按李时珍治脾胃案

李时珍，字东璧，晚号濒湖，明代著名中医药学家，撰《本草纲目》《奇经八脉考》等著作。其治病思路对于后世医家启发很大。现选张山雷评按李时珍医案一则，供读者参考和借鉴。

案例

李时珍治一人，素饮酒，因寒月哭母受冷，遂病寒中，食无姜蒜不能一啜。至夏酷暑，又多饮水，兼怀怫郁，因病右腰一点胀痛，牵引右胁，上至胸脘。每发则大便里急后重，频频至圊，小溲长而数，吞酸吐水，或且泄泻，或阳痿，或厥逆，或得酒少止，或得热少止。但受寒食冷，或劳役，或入房，或怒，或饥，即时病发，但止则诸症皆安，甚则日发数次。屡服温脾胜湿、滋补消导诸方，皆时止时发。李谓：此乃饥饱劳役，内伤元气，清阳陷遏，不能上升之病。以升麻葛根汤合四君子加柴胡、苍术、黄芪，煎服之后，仍饮酒一二杯助之。入咽即觉大气上行，胸膈爽适，手足温暖，头目清明，神采焕发。每病之发，一服即止。若减升麻、葛根，或不饮酒助之，则效便迟。盖人年五十以后，元气多消而少长，遂多降而少升，或禀赋薄弱者，亦多病此。

颐按： 前证脾胃清阳之气下陷，固无疑义。东璧治之以升清，其效已捷。但病本中寒，仅与补脾升清而无温药，已是缺陷，且脾运已弱，痰饮遂生，亦宜参以二陈、姜、连、吴萸，或少用椒、红，其功用当更可观。濒湖治其一而遗其一，所以应手奏效而不能剿绝病根者，殆亦在此。至其论五十以后，禀赋薄弱之人，恒患脾胃下陷，则殊不尽然。且近人多阴虚之病，恒苦肝阳易动，少降多升，此种升清之法，殊难轻施。盖脾胃之虚利于升而肝肾之虚利于降，所当见证论证，不可泛泛然为触类旁通之说也。

（五）深研脉诊，察识脉源

张山雷对脉学有着深入的研究。他在临床实践中积累了大量的诊脉经验，对脉学提出了自己独到的见解。张山雷编撰《脉学正义》一书，便是其研究脉学的结晶。《脉学正义》全书 6 卷，约 40 万字，内容丰富。张山雷在《脉学正义》中，引经据典、集采众长、融以新说、解疑正讹，并结合自己的临床阅历和实践经验，对脉学做了深入而细致的论述。

1. 对脉诊的认识

张山雷对诊脉非常重视，认为其可以彰气血阴阳之虚实盛衰，断病位之脏腑经络表里，明病性之温凉寒热，判病势之变迁。正所谓脉症相和，如影随形。张山雷指出，脉象相对于疾病来说，应为其先兆。他说："脉乃气血之先兆，气血偶乖，脉必先现；唯脉已变迁，而后有病状以应之，非病症先发动而后有脉象以彰之也。"因此，在诊脉辨证之时，他提倡首先要辨别脉之迹象。对于初学者，他告诫不能离迹象而言神化，以防误入歧途。张山雷要求诊脉应该深谙其理，反应敏捷，才能得之旨意。因一人有一人之形气，脉之禀赋本就各有差异，也会因性情、饮食、动静、时节、年龄的改变而变迁。所以，他认为医者必须先识平脉，而后才能察觉出病脉，才可以通过脉诊诊断患者是何病变，才可判断其生死吉凶。

张山雷对脉诊的评价也非常中肯，认为应四诊合参而不以一诊独大。如其在《脉学正义·卷二·问证》中，对《难经·十七难》评述说："病若吐血，复衄衄者，脉当沉细，而反浮大而牢者，死也。"吐血衄衄，反复失血，脉当沉细，而脉反浮大，实为势焰犹盛，脉证不符，斯为危候；然当暴病之初，气火上升，脉应浮大有力。若投药得宜，气降火潜，脉即安静，亦不可认为皆为死候。

2. 对寸口脉的认识

独取寸口，以决五脏六腑生死吉凶之候，此来源于《内经》。对此，张山雷给予了高度的评价。他认为，"此最是开宗明义，特树一帜"，并谓诊脉独取寸口"为医家万古不祧之大经"。他还根据个人的阅历、经验提出，寸关尺三部乃方寸之间，虽说肺手太阴一经所过，然表里脏腑、内外上下、虚实逆从、前后左右、真假寒热，无不悉见于三指之下。他认为，肺为主气之脏，故手太阴之寸口为百脉之总汇。张山雷指出，寸口脉的平象应该是寸关部微盛而尺部微弱，但张仲景所谓太阳病脉阳浮而阴弱者，亦是自然之脉状。他根据西医解剖，指出肺手太阴之脉并非平行于皮下，其中有深有浅；而且在寸口诊脉之处，脉管下的骨骼也高低不同，关在高骨之上，寸在高骨旁，而尺不在骨上，所以指下所得脉形、脉势也势必会随脉管深浅的不同而有差别，这是自然之理；而且，尺主下焦，肝肾之气，深藏甚密，必不会暴露于外，这正合天然之情势。故苟非其人下元相火猖狂，绝无尺脉洪大之势。

3. 对脉与时令的认识

人禀天地之气生，脉象也随四时阴阳而变迁，随四时气机而沉浮。《素问·玉机真脏论》所言"春脉如弦""夏脉如钩""秋脉如毛""冬脉如石"，都是对四时平脉形态的具体描述。而张山雷的认识则更深一层，他认为脉象当以神气求之，而不应仅仅拘泥于迹象之端，所以凡读古书皆需心神领悟，得古人言外之味，必不可拘泥于句下。四时之脉，虽为春弦、夏钩、秋毛、冬石，然必须有和缓之象，这才是胃气有权的应时平脉。若脏气多而胃气少，则为病脉；若毫无和缓的胃气，则为但见脏气的真脏脉。"脾脉独何主"，张山雷认为脾处于中焦，其平和不可得见，衰乃可见。平和之时，脾运化水谷精微以养五脏，五脏得养则脉来和缓，脉象即是所谓的有胃气之象，故平和者不可得见；而衰者，脉来如雀之啄，如水之漏，是脾衰之见。所以脾主四时，四时皆以胃气为本。

此外，张山雷还考证了《黄帝内经》《难经·七难》及《脉经·五卷》，规范了脉象随时令三阴三阳的变化规律。指出少阳当初春之令，阳气萌动，脉象乍疏乍数，时短时长；阳明当春季夏初，阳气渐舒，其脉浮大；太阳于五六月之交时当旺，阳气盛极，其脉洪大而长；少阴当为盛夏之后，阴气始生，阳气尚盛，脉当紧大而长；阴气渐盛，太阴脉乃紧细；厥阴之脉，阴气最盛，其脉沉短以紧。张山雷指出，一日昼夜也根据阴阳消长而分三阴三阳，其平旦为少阳，黄昏为少阴。而无论是一年还是一日，时令三阴三阳的变化必有所相对应的脉象的更替，方为和平，"而太过不及，先至后至，皆失其时，无非病脉，若阴阳互易，则危殆可知矣"。

4. 对脉源与经脉的认识

张山雷认为，经脉就是周身的血管，"其大者谓之经，小者谓之络，最细者谓之孙络，固皆发源于心房，而分布于肢体百骸者"。其在《脉学正义》中，列举了《素问·经脉别论》所言"食气入胃，浊气归心，淫精于脉，脉气流经，经气归于肺，肺朝百脉，输精于皮毛"，认为此为《素问》言经脉之原始。他还将西方医学血液的形成也来源于饮食水谷，以及血液循环之肺循环和体循环，与《素问》相印证，欲证实"脉由心出，而即以肺之手太阴经脉"，试图为寸口诊脉，"为诊察脉法之总汇"提供佐证。

张山雷还进一步提出，肾气为经脉之大源。《素问·玉机真脏论》云："脏气者，必因于胃气，乃至于手太阴也。"经脉之源，虽由胃家谷气而生，但肾气却为人身之原气、生命之基、十二经之根本。张山雷在《脉学正义·卷一·脉合五脏》中指出，下焦禀真元之气，上达于中焦；中焦水谷精悍之气，转化为荣卫；荣卫之气与真元之气，通行达于上焦；上焦肺之呼吸，朝百脉。虽"由肺出入，且肺无下窍，似与中下两焦不相贯注，但究之全体运用，内外上下，胥由一气之鼓荡，元气窟宅，确在下焦"。所以，胃之生精，肺朝百脉，血液生成和循行及三焦的运行，都源于肾气的推动。

经脉同时根源于先天肾气和后天胃气，而先天肾气为生命之根本，经脉也"受气于太极未分之先，发源于怀胎初结之始"，所以脉与肾气的关系最为紧密，故把握肾气是否旺盛是诊脉的关键所在。张山雷引用《诊宗三昧》所论，言寸口脉寸关尺三部，应于指下者，或清或浊，或大或小，或曰禀赋不同，实由性灵所发，非迹象可求。所以，张山雷提出，察脉之道，不得仅仅拘泥于迹象之末以查后天水谷之精，而应以神气求先天之肾气，而求以神气，必阅历日深，功夫纯熟，而后大彻大悟，方可指下有神明。

（六）选方有道，用药严谨

张山雷临证选方有道。他以临床疗效为依据，加减化裁，中西合璧，独创新方。《疡科纲要》记载张山雷所配制的外科新方，即是中西医合参之方：樟丹海膏、三灵丹、象皮膏。三方尽显张山雷撷古采今之精神，乃亦中亦西之用法，治疗疮疡，疗效显著。张山雷用药严谨，主张轻贱而不贵重，活血而不动血，理气而不破气。他推崇介类药物，对柴胡等药物提出了独特的见解，使药物在临床中的运用恰到好处。此外，张山雷对药物的炮制也见解独到，在临床实践中均多用未经炮制的药物，效果亦是显著。

1. 善用轻贱之品

张山雷提出，药不必贵而奇，唯在适用而有效。对于用药的贵贱，他认为，究竟一金能买得多少药，少服者力量甚微，多服可破中人之产，费而不惠。他自己就经常用便宜药来替代昂贵药。比如，张山雷就喜欢把珍珠替换成石决明，也常用一些诸如天明精、蒲公英、土茯苓、忍冬藤等价格低廉但疗效却好的药物。以上均彰显了张山雷难能可贵的医道良心。

2. 推崇介类药物

张山雷推崇使用介类药物，认为"潜阳之法，莫如介类为第一良方"。他说："池有龟鳖，而鱼不飞腾……此固造自然之妙用，其吸引之力，有莫知其所以然者。"然用其自然之性入于药剂，无不桴应。当浮阳上越，蒙蔽灵明之时，应与珍珠母、石决明、玳瑁、牡蛎、贝齿、龟板、鳖甲之妙用，以潜摄纳阳。张山雷指出，近人治痰塞，常以珍珠为无上要药，其实珍珠也是介类潜阳之品，而且其实在功效不过与牡蛎、决明、贝齿相似。其曾用数分珍珠粉，其效远不如龙、牡盈两煎剂，而珍珠价贵兼金，故告诫行医者"不必蹈此恶习，费而不惠"。

在张山雷的著作《重订中风斠诠》中，介类药物被列为潜阳镇逆第一主药。张山雷认为，中风之猝暴晕仆，虽分为闭为脱，分一实一虚，但"皆为浮火之不安于窟宅，斯潜降为急要之良图"。他还将介类药物用于阴虚阳浮的崩漏证。在《沈氏女科辑要笺正·崩漏》中，张山雷便以介类潜阳，收摄横逆龙相之火。他认为，崩漏之血妄行多是雷龙相火疏泄无度导致，唯以介类有情之品，能吸纳肝肾泛滥之虚阳，安其窟宅，不治血而血自止，实为正本清源之法。他还指出，介类潜阳止血与莲须、败棕、石榴皮等酸收苦涩大有区别，取效捷而无流弊。介类药物沉重质坚，纳入煎剂，气味俱薄，非重用不能有功，故其常用至两许。

3. 独解药物之性用

（1）柴胡

张山雷对柴胡独具卓见，对其用法也体会尤深。其认为，柴胡的主治"止有二层，一为邪实，则外邪之在半表半里者，引而出之，使还于表，而寒邪自散；一为正虚，则清气之陷于阴分者，举而升之，使返其宅，而中气自振"。肝络不疏一证，在上乃胁肋支撑，在下乃脐腹膜胀，实皆为阳气不宣，木失条达所致，于药中加入少许柴胡，以为佐使而做向导，奏效甚捷。张山雷认为，柴胡春初即生，体质轻薄，禀受生发之性，故以升腾为用，且芳香疏泄，使邪气引而举之，自表而散。因而，柴胡为解表之药，专治感受外邪，邪气已居于半表半里之证。而昧者以张仲景"有柴胡证，但见一证便是，不必悉具"为由，一见呕逆、胸胁痞满胀痛诸证，皆动辄乱投，殊不知此呕逆、胸胁痞满胀痛之证，为肝胆木邪横逆，应以镇摄之品克制刚木之横，而柴胡升腾疏泄却愈以助其嚣张，但若能于潜摄抑降中少加柴胡二三分，以疏肝气，藉做向导，或亦有效。此外，张山雷在"正讹"中，明确指出治虚热不分上下，不辨阴阳，而浪用柴胡者，真杀人唯恐其不速矣。例如：心脾之劳，阳气郁结而为灼热，以柴胡升举而泄散其热，宜也；肝肾之劳，阴精耗烁而为蒸热，以柴胡则拔本而扬其热，不可；中虚之热，为阳入于阴，以柴胡将阳气提出阴分，使之返归本位，宜也；下虚之热，为阴出于阳，亦以柴胡升提，是使之脱离根柢，不可。张山雷指出，柴胡乃"祛病之药，非补虚之药"，在脾虚之病用之者，乃少许以引导作用，借其升发之性，振动清阳，提其下陷，以助脾土之转输，必与补脾之参芪术并用。张山雷认为，柴胡"味苦而气寒，性质轻清，以升腾为用"，故而凡是寒热之气，积滞不宣，痰饮水停之不得疏通者，得其升举宣发，则清阳敷布，且积者化、滞者行。故《神农本草经》中有"主心腹，去肠胃中结气，饮食积聚，寒热邪气"。柴胡之用亦必谨慎，若粗心读书，只知其一不知其二，治病不及反以增病，千里毫厘，误人最捷。

（2）大黄

大黄色正黄，其性大寒，气味重浊，沉降纯阴，又迅速善走，故能直达下焦，深入血分而导瘀滞，通利肠胃而逐宿垢，其势无坚不破，有攘除奸凶之功，因而有将军之称。《神农本草经》谓大黄"主下瘀血，血闭，破癥瘕积聚宿食，荡涤肠胃，通利水谷道"，是张山雷主治病之大纲，而对大黄之"推陈出新，调中化食，安和五脏"，尤其推崇备至。西方医家亦谓大黄为补胃妙品。可近世医家竟将大黄列入毒草类，遂致大黄有"救人无功"之俗谚。张山雷指出，此是李氏《本草纲目》之误，故将大黄移入湿草类，以存其真。大黄既可生用也可制用，其生用力量迅猛，一过不留，除邪而不伤正，张山雷谓此如"大将军救民水火，而不扰闾阎者"；而制用则其力已缓，颇难速效。大黄气味大寒大苦，最易伤胃气，所以胃弱之人用大黄之后，往往会减少饮食，且食不知味，若非实热蕴结，不可轻用；老年气弱，瘦人阴虚者，即使有大便秘结，欲解而不得解，恒多用玄明粉七八分、枳实四五分、槟榔六七分，即可奏效，张山雷谓此"不烦名将亲征，小题大做云尔"。

（3）土茯苓

土茯苓，在李时珍编写《本草纲目》时才首次载入本草，在弘治、正德年间为治疗杨梅疮之要药。《本草纲目》谓土茯苓"气味平淡，健脾胃，强筋骨，去风湿，利关节，止泄泻，治拘挛骨痛，恶疮痈肿，解汞粉、银朱毒"。张山雷指出，土茯苓有利湿而兼有补土之功，并且其为蔓生植物，根又节节连贯，性又利湿去热，故能入络搜剔湿热之蕴毒。前人不知土茯苓有此用，每遇杨梅疮毒流行，用轻粉治疗，导致毒留筋骨，溃烂终身。今知土茯苓可解水银、轻粉之毒，以渗利下导为务，故为"专治杨梅毒疮深入百络，关节疼痛，甚至腐烂及毒火上行，咽喉痛溃，一切恶症"。但是因为其淡而无味，极其平和，非少数所能奏效。张山雷根据临床经验，采取大剂量的鲜根熬膏，当作日常食用之品常服，以多为贵，能服食数十百斤，则此一味即可救治最重最危之症，且永无后患。张山雷以此方法救治过数人，是其十余年之亲验。张山雷还指出土茯苓用药禁忌，即"凡服此者不可饮茶茗，犯之确能脱发"。

4. 别论药物炮制

关于药物炮制，首见于刘宋时期，后经过日积月累的发展，形成了一套药物炮制学方法和技术。张山雷对于某些必不可少、用之适当的药物炮制技术持肯定态度。比如，附子炮制去其毒，大黄久制缓其性，甘草炙制厚其味，半夏姜制克其毒等。但他认为，不是每味药必须经过炮制才能够使用，对当时"以药制药，层出不穷"的盲目炮制方法不以为然。

在《本草正义》中，张山雷列举了滥用炮制法的谬误。譬如炮制半夏，"浸之又浸，捣之又捣"，这样久制，使得"药物本真，久已消灭"；再如附子，因其容易腐烂，"市肆中皆是盐渍已久，而又浸入水中，去净盐味，实则辛温气味，既受制于盐之渍，复受制于水之浸，真性几乎尽失"。张山雷临证中发现，附片二钱当不如桂枝三五分之易于桴应；又言用大黄治在上之病必要酒浸，实则"矫揉造作，用违其长"。

张山雷在《医论选》中说道，"无物不制，而天然之性情，皆以改变，纵使自有法度，亦必大异其固有之功效"，并且阐明监制药物"以去其偏，以锐减其制胜之能力，就是鸟能飞而截其翼，鱼能跃而减其鳍，执贲育之手足以临大敌，安有不败之理"。又云："《本经》《别录》为我古药物学，未尝有监制之术，仲景书中亦仅见附子有炮，甘草有炙。""每药必须通过炮制，然后可用，则汉魏以前，汤液皆当无效！"

（七）精于辨证，推陈出新

张山雷临证治病因人因证而异，他师古而不泥，不墨守成规，不因循守旧，精于辨证，敢于突破，推陈出新，能提出与众不同的见解，尤其是对中风病与疡证的辨证治疗更是独树一帜。

对于中风，张山雷强调辨证首分内风与外风。他说："故古之中风，皆是外因，治必温散解表者，所以去外来之邪风也。今之中风，多是内因，治必潜降镇摄者，所以静内动之风阳也。诚能判别此外内二因之来源去委，则于古今中风证治，思过半矣。"此外，张山雷指出中风的关键病机是"血冲脑经"。其言"内风之动，气升火升，以致血逆上涌，冲激脑经，其脉未有不弦劲、滑大、浮数、浑浊者，甚者且上溢促击，虚大散乱"。基于此，张山雷提出中风治疗八大法，即醒脑开闭、回阳固脱、潜镇肝阳、开泄痰涎、顺气降逆、滋养肝阴、滋补肾阴、通经宣络。

对于疡证，张山雷强调辨证首析阴阳。他认为，辨别疡证阴阳，应根据人体向背、经络部位、寒热虚实、病位深浅、肿势坚软，痛势缓急而辨。此外，他指出疡证治疗应重视内治，在内治基础上配合外治。他提出消散、清热、温经、补养内治四法，创造围毒、移毒、收涩、止痒、止血、生肌等各类外治之药。张山雷在临证中独具匠心，造诣颇深。

张山雷

临证经验

一、时病诊治 🦢

（一）感冒

感冒是感受、触冒风邪，外邪犯于卫表而导致的常见的外感病证。由于风邪常常兼夹其他外邪致病，如寒、热、暑、湿、燥等邪气，所以感冒的临床表现有所差异。感冒的临床表现以鼻塞、流涕、喷嚏、咳嗽、头痛、恶寒、发热、脉浮等症状为主。

1. 方药选析

组成：荆芥、杏仁、射干、连翘、苦桔梗、牛蒡子、制半夏、元参、白蒺藜、枳壳、栀皮、薄荷。

主治：外感风热，内有痰热之证。症见发热，咽喉疼痛，咳嗽咯痰等。

方义：荆芥、连翘、牛蒡子、白蒺藜、薄荷疏散风热；杏仁、苦桔梗、枳壳宣降肺气，调理气机；射干、半夏、元参、栀皮清热解毒，祛痰利咽。全方疏散风热，理气祛痰，为治风热感冒之良方。

加减：若胸闷不疏，加瓜蒌、厚朴花、郁金；若痰多，加二陈汤、竹茹、象贝。

2. 医案选析

案例

潘某，幼儿。新感痰窒，身热夜甚，鼻燥，唇口红赤，苔有白垢。症情颇匪轻渺，姑以宣展，如能应手，庶几有瘳。白蒺藜一钱五分，青防风四分，杜兜铃六分，广郁金一钱，象贝母一钱五分，制半夏一钱，路路通（去刺）三分，九节菖蒲五分，广皮一钱五分，薄荷三分，胖大海一枚，枳壳四分。（《张山雷医案·感冒》）

按语：患者"身热夜甚，鼻燥，唇口红赤"，都是邪犯肺卫之征；"苔有白垢"是内有痰浊。此病案病情较为轻渺，且患者为儿童，用药更须轻灵，以宣外邪、化痰滞、泻肺郁、通气机为主，此方面面俱到。此病证不能早用黄芩、黄连、栀子等清热大寒之药，以恐寒凉遏抑。

3. 评述

张山雷认为，四时外感或感风寒，或感温热，或感暑湿，尚在皮毛，最轻最浅。但初感虽轻，若因循不愈，或治之不得其道，传变深入，亦何尝不是由轻感所引起的，故必在乍感之初，用药得宜，方可使得轻病不重，小病不大。况宋金元明的治法，偏尚温燥，极易误人，且影响深远，而且在乍感之初，更有离奇怪诞之症，所以必不可以感冒成法通治者，又怎能因为感冒轻浅而忽略之。

张山雷对解表法之运用，师法徐灵胎、尤在泾，推崇张仲景之法。他认为解表开宣毛孔，使邪气从汗而出，选方用药应当轻淡、芳香、清洌，使邪气缓缓从皮毛透出，而不伤中气、津液，麻黄、桂枝等汤就是如此之法，而且恐伤及营阴，于是又啜稀粥，以助胃气、益津液。由于东南地方卑湿，湿浊易蕴而生痰，一有感冒，胸痞痰黏，十而八九。因此，张山雷治外感，着眼于开泄化痰，使外邪失其凭依之巢穴。开宣肺气常用牛蒡子、薄荷、瓜蒌皮等，化痰降逆则用杏仁、贝母、旋覆花、枳实、桔梗、马兜铃及二陈汤等苦降开泄。张山雷不用川贝只用象贝，他认为川贝淡泊无功，远不如象贝为捷也。

张山雷对王孟英善用清微淡远之药尤为推崇，认为无非轻灵活泼，能宣郁滞而利气机。王孟英指出："治上焦如羽，展气化宜轻。"故张山雷对辛温解表药中之柴胡、葛根、羌活、防风等药物，力主慎用。他认为，如过用温升燥烈之药，升散太过，必然引动气火上攻，教猱升木，致多变端。对此类药物即使随症选用，分量亦必不重。

此外，张山雷还明确指出，感冒发热之病不得以得汗作为第一要义。

他引徐灵胎之说，在《张山雷医案·感冒》中指出："后世不知，凡是发汗之方，必用羌活、白芷、厚朴、葛根、苍术、豆蔻等温燥之药，即使其人津液不亏，内既为风火所熬，又复为燥药所灼，则汗从何生？汗不能生，则邪无路而出。"所以，在使用辛散发汗时要辨清病情，分清药性，不可信手拈来，变生他证。

（二）风温

风温，是因感受风热病邪，以肺卫表热证为初起临床证候的急性外感热病，多见于春冬两季。

1. 方药选析

组成：瓜蒌皮、瓜蒌子、象贝、郁金、黄连、生石膏、胆星、马兜铃、牛蒡子、肥知母、枳实、黄芩、紫雪丹。

主治：阳明热证，兼见痰热上扰。

方义：生石膏、知母、黄连、黄芩清泄阳明之热；瓜蒌皮、瓜蒌子、象贝、郁金、胆星、马兜铃、牛蒡子、枳实开痰泄浊，清降肺气；紫雪丹清热解毒，镇痉息风，开窍定惊。全方清热开窍，化痰泄浊，为阳明经证兼痰热上扰的常用治法。

加减：大便不解，腹满胀痛，可加大黄、厚朴、玄明粉。

2. 医案选析

案例

尤某，男，五十八岁。病起十多日，咳痰不滑。昨日大汗，神昏，手舞咬牙，脉中候滑大有力，齿垢舌燥，阳明热盛，将有动风瘛疭之变。大便昨日一解。瓜蒌皮、仁各三钱，生石膏八钱，肥知母三钱，象贝三钱，胆星一钱五分，枳实六分，郁金一钱五分，马兜铃一钱，黄芩一钱五分，黄连八分，牛蒡子一钱五分，紫雪丹四分（吞）。（《张山雷医案·风温》）

按语：本证见"大汗神昏，手舞咬牙"，脉"滑大有力"，此为痰热互

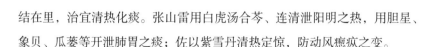

结在里，治宜清热化痰。张山雷用白虎汤合芩、连清泄阳明之热，用胆星、象贝、瓜蒌等开泄肺胃之痰；佐以紫雪丹清热定惊，防动风瘛疭之变。

3.评述

张山雷治疗风温时，所采用的药方往往根据舌脉症状进行加减化裁，必不会食古不化地拘泥于经方。例如，白虎汤的使用，张山雷会以辨舌为据进行加减。"若舌苔薄不腻，尖边前半鲜红微燥，唇赤齿干，则生地、玄参、沙参、麦冬之类皆可为佐"；"若舌苔黄厚垢腻，即非知、膏所能周到，则必加入化痰开泄之品"；"若舌苔干焦燥，芒刺殷红，或更光滑津干，则更有犀、羚大剂，沃焦救焚之法"。在温病初期，张山雷不主张滥用温燥提升之品。他认为，虽为外感之证，于法投以柴、葛疏散之药，本可以退热，但是温热病，温热之气一经升发，其势已是浮动，接踵再投，则气火飞腾，益张烈焰，所谓药能造病即是如此。他还指出，叶天士"温邪上受，首先犯肺，逆传心包"，此十二字最是破坏张仲景之理法。"逆传"二字开门迎贼，其祸殆亘将二百年而未已，且非心即肺，非肺即心，而将阳明二字抛之脑后，治病尽以甘寒黏腻之品滋长痰浊，助其热焰，无不愈药愈坏，不可收拾。张山雷振臂疾呼，望后人能明辨知理，不可复为叶派"逆传"二字所眩。

（三）湿温

湿温，是由湿热病邪所引起的以脾胃为病变中心的一种急性外感热病。初起时以恶寒少汗、身热不扬、胸闷脘痞、身重肢倦，苔腻脉缓为主要临床表现。湿温邪气，主要稽留于气分；发病缓慢，病势缠绵难愈，病程较长；病变过程中，既可以湿热化燥伤阴，也可以湿盛困阻伤阳。本病的发病季节，多为夏末秋初雨湿较盛、气候炎热之时。

1.方药选析

组成：藿梗、郁金、枳壳、菖蒲、乌药、佩兰、茯苓、象贝、沉香曲、苏半夏、益元散、旋覆花。

主治：湿热互结，感受湿热之邪。症见发热不扬，胸脘痞闷，泛恶嗳气等。

方义：藿梗、佩兰芳香化湿，运脾醒脾；枳壳、菖蒲、茯苓、象贝、沉香曲、苏半夏、旋覆花、郁金、乌药理气化痰，降逆止呕；益元散清热利湿。全方清热利湿，降逆止呕，其配伍为湿热蕴结，气机阻滞的常用方法。

加减：如有外感，可加香豆豉、桑叶；胁肋脘腹疼痛，可加川楝、橘核；大便燥结，可加火麻仁、玄明粉。

2. 医案选析

案例 1

胡某，男。湿温经旬，表已淡而里亦不热，前昨大腑溏泄，嗳气泛恶，明是中州尚未舒张，脉右软、左较数，舌苔薄腻。虽有盗汗，未可投补，仍宜开展宣化。藿梗一钱五分，郁金一钱五分，枳壳四分，菖蒲四分，乌药一钱五分，佩兰一钱五分，茯苓三钱，象贝三钱，沉香曲一钱，苏半夏一钱五分，益元散三钱，旋覆花三钱（包）。（《张山雷医案·湿温》）

案例 2

包某，男。湿温晚发，表热虽衰，痰湿尚滞，胸痞呕恶，脉小且涩，舌后半苔黄腻，治法尚须开泄痰浊。广郁金一钱五分，炒茅术一钱五分，九菖蒲七分，制半夏一钱五分，川连三分（同炒淡吴萸四分），旋覆花三钱（包），生代赭石三钱，姜汁炒竹茹一钱五分，广藿梗一钱五分，天台乌药一钱五分，带壳春砂仁四分。

二诊：湿温表热虽净，痰窒未宣，多升少降，大腑未通，脉迟涩且小，面赤，舌苔较化，仍须开展。瓜蒌皮三钱，杜兜铃一钱五分，路路通二钱，楂肉炭二钱，六神曲一钱五分，陈胆星八分，火麻仁二钱，广郁金

一钱五分,炒枳壳四分,小青皮一钱五分,厚朴花一钱五分。(《张山雷医案·湿温》)

按语: 患者"胸痞呕恶,脉小且涩,舌后半苔黄腻",都是痰热内阻,气机闭郁之象,所以治以开泄痰浊之法。藿梗、砂仁、炒茅术、菖蒲、半夏、竹茹均是正治,但不可因为舌苔黄腻而早用清热药,使湿热之邪闭郁,清热不成反成热结。张山雷认为,呕恶之证多是肝火犯胃所致,加入左金、郁金、乌药、旋覆花、代赭石疏肝理气,降逆止呕。服药后,"六腑未通,脉迟涩且小,面赤"也是湿热之邪内结所致,化痰导滞是当务之急,用火麻仁导滞、炒枳壳、瓜蒌皮、厚朴花、杜兜铃、路路通、陈胆星皆为理气化痰所设,并用楂肉、神曲消食化滞,健运脾胃。两次治疗均以化浊涤痰为主,使痰化热消,病证自平。

3. 评述

张山雷认为,湿温的发病有显著的地域性。他指出,湿温的病源都是长江以南。因长江以南土薄水浅,湿浊弥漫,地则郁蒸,天多溽暑,人在气交之中,长期生活在此,易被秽浊所熏蒸;感受这种湿浊之气,脾胃之清阳则会受到遏抑而不得展布,病者无不表现为胸脘痞塞,舌苔垢腻。而在西北地区,地势高而气候干燥,则都没有此病。感受湿温之初,热尚在表,张山雷认为"必当芳香宣化,开痰理湿,方是正本清源之法"。先用芬芳药物,振动清阳,助脾健运以苏湿邪之困遏,即使灼烁如燔,只宜辛凉轻疏之品先通气机。必不可过早使用凉润清滋之物,因为凉药滞化,反碍脾胃运化而助湿邪肆虐,势必使邪气愈结愈甚,而浪投滋腻之物,助邪抑塞,反致里热蕴结,助长湿热之势,即所谓"不可见热即用寒凉,见燥即投滋润"。此外,湿热之邪入里,最易阻遏脾胃清阳之气,症可见胸闷脘痞、泛恶呕吐、舌苔厚腻,治宜清热化痰。张山雷常用温胆汤加减(半夏、竹茹、枳实、陈皮、茯苓、甘草),但不常用甘草,因甘滞脾胃,多加入藿梗、佩兰、苍术、象贝、胆星、菖蒲、瓜蒌皮、枳实。如有外感未解，常用香豉、桑叶、蒺藜、牛蒡子；如邪热盛，发热，苔黄燥，多用栀子、益元散；如热盛阴虚，见舌红绛，干裂，多见清润之品，如石斛、白芍；如果痰热之邪互结入里，症见神昏、谵语，多用紫雪丹；燥矢内结，加火麻仁、玄明粉；腹痛呕吐，多用川楝、橘核、旋覆花、沉香。

二、内科杂病诊治

（一）中风

中风，有闭证与脱证之分。中风表现为昏迷痉厥，颠仆痰涌，形状相同，而究其证情、病因则异，闭者是痰气之窒塞，脱者是正气之散亡。原因不同，见症亦有所不同，当然治法就会判如霄壤，闭者宜开，脱者宜固，开关固脱，为治疗中风昏仆一实一虚两大法门。但证情复杂者，审因论治，理法步骤，不可紊乱。如肝阳宜于潜镇，痰涎宜于开泄，气逆宜于顺降，心液肝阴宜于培养，肾阴宜渐滋填，偏瘫宜于宣通，必须分清阶段，妥善用药。对于中风的研究，张山雷力排旧说、推陈出新，在学术上有很高的建树。其专著《中风斠诠》，集中地反映了他在这方面的治疗经验。

1. 方药选析

（1）开关之方

闭证宜开，开其关窍，决其痰塞，使得纳药。古书中治疗中风，常常用苏合香丸、牛黄清心丸、至宝丹等，认为开窍必须使用牛黄、麝香等药。中风痰壅误投大香大开之药，芳香开泄，气火愈浮，反而会加重病情。因此，张山雷不录苏合、至宝诸方，尤推开痰数方，承在泾意也。

白矾散

组成：白矾、生姜。

主治：急中风。口闭涎上，欲垂死者。

用法：上二味合研，滤，分三服，旋旋灌之，须臾吐出痰，方可服诸汤散。若气衰力弱，不宜吐之。

方义：方以白矾涌泄为主，佐入生姜，辛以开之。

又方

组成：白矾、巴豆。

用法：上二味于新瓦上，煅令焦赤为度，炼蜜丸芡实大，每用一丸，棉裹，放病人口中近喉处，良久吐出痰，立愈。

方义：虽然巴豆的药性较为猛烈，而在此方中没有去油，如曰含化，虽然做成蜜丸，但仍然会有毒性，虽然可以开痰，必然导致上吐下泻，无论体质强弱，均不能承受。因此必须特别注意用法，用棉裹后放入口中接近喉部，引之吐痰，此法仅取其气，而不食其质，等到痰被引吐之后药去之。

（2）固脱之方

脱证宜固，古时的医家用方除了独参、参附外，很少有其他方法。张山雷认为，诸如参、麦、五味、阿胶、鸡子黄等，也是固脱必要之药；而古时的三生饮、三建汤、养生丹、灵砂丹，也都是急救的良药。刘河间的地黄饮子、喻嘉言的加减资寿解语汤，也是治疗肾脏阴阳之气下脱的方药。

①地黄饮子

组成：熟地黄、巴戟肉、山茱萸、石斛、肉苁蓉、炮附子、五味子、官桂、白茯苓、麦门冬、石菖蒲、远志。

主治：喑痱。舌强不能言，足废不能用，口干不欲饮，足冷面赤，脉沉细弱。

用法：每服三钱。生姜五片，大枣一枚，薄荷七叶，水煎服。

方义：此方用意极为周密，主治肾脏气衰，阴阳皆脱于下，而浊阴泛滥，以致肢废厥逆，喑不成声，与肝阳上犯之面赤气粗、脉弦或大者截然相反。故用桂附温回肾阳，山茱萸、熟地黄、巴戟肉、肉苁蓉填补肾精，麦门冬、五味子收摄耗散，又因浊阴上泛之痰壅，则加石菖蒲、远志、茯苓芳香开泄。

②**黑锡圆**

组成：黑铅、硫黄、舶上茴香、附子、胡芦巴、补骨脂、川楝子、肉豆蔻、川巴戟、木香、沉香。

主治：真元亏惫，上盛下虚，痰壅气喘，胸腹冷痛。

用法：上将砂子研细，余药为末，研匀入碾，自朝至暮，以黑光色为度，酒糊圆如梧子大，阴干，贮布袋内，擦令光莹。

方义：此方是治疗肾阴上泛，气虚喘促的必备之药。凡是老人和体虚之人，肾气不固，浊阴上泛，咳逆频繁，喘不得卧，气不得息者，用此方得当，疗效奇佳。

③**三生饮**

组成：生南星、生白附子、生川乌。

主治：中风痰塞，昏仆不醒，脉沉无热。

用法：等分，加木香、生姜，水煎服。

方义：痰塞而脉沉，无热，是因为寒痰上涌，其胸中清阳之气已经被浊阴蔽塞不通，只有用燥烈大温之药，才能开泄。本方中三者都用的是生品，此义不仅仅是为了回阳，更是想通过其雄烈之性，驱除浊阴罢了。如果能让阴霾一开，寒痰减少，即当随证用药。像这样大燥大烈之剂，不可多服、频服。

（3）**潜镇之方**

中风乃是气血并走于上，治疗应以潜阳镇逆之法。张山雷根据《千金方》《外台秘要》等书，认为古时就有潜阳降逆的方药，只是古人没有言明此等良方是为内热生风而立，使得古今读者不能体会其中妙用。因而，张山雷选录其中数方，来申明其义。

①风引汤

组成：大黄、干姜、龙骨、桂枝、甘草、牡蛎、滑石、石膏、寒水石、赤石脂、白石脂、紫石英。

主治：除热瘫痫。

用法：上十二味，杵为散，取三指撮，井花水三升，煮三沸，温服一升。

方义：古人特别看重这个方，使用的医生较多。方中用六种石药，加上龙骨、牡蛎，可以看出本方专治内热生风、气火上升之病，可以清热镇重，收摄浮阳。张山雷认为临证用药的时候，必须去除方中的干姜、桂枝二味药，加上开痰泄化之品。

②五石汤

组成：紫石英、钟乳、赤石脂、石膏、白石英、牡蛎、人参、黄芩、白术、甘草、瓜蒌根、桂心、当归、干姜、葛根。

主治：产后猝中风。口噤，倒闷吐沫，瘛疭。

方义：方以五石为君，有潜阳镇逆之意；黄芩、瓜蒌根、葛根、人参、甘草皆为清热养阴之品，治血去阴伤；肝阳暴动之病，仍可用桂心、干姜等温药。

③《广济》疗风邪狂乱失心安神定志方

组成：金银薄、石膏、龙齿、铁精、地骨白皮、茯神、黄芩、生干地黄、升麻、茯苓、玄参、人参、虎睛（现用替代品）、牛黄、生姜屑、麦门冬、枳实、甘草、葳蕤、芍药、远志、柏子仁、白鲜皮。

主治：风邪狂乱失心。

用法：上二十四味捣筛，以蜜和为丸，食后少时，煮生枸杞根汁，服梧桐子二十丸，日二服，渐加至三十丸。

方义：风邪狂乱失心，即是气血上冲，脑神经失去知觉的病证。虽然称为风邪，实际是内动之风阳。本方中用金银薄、铁精、石膏、龙齿等药潜阳镇逆，使气血潜镇安定而不上冲，这样脑神经的功用自然可恢复。其余各药清热养液，化痰育阴。方中没有一味疏散温燥的药物，只有升麻夹升腾之性，可改以天麻性味厚重而息风，生姜也可以去掉。

（4）化痰之方

内风上扰，一般会夹带胸中的痰浊上涌，因而古今治疗此证型，均会配伍化痰之药。

①礞石滚痰丸

组成：金礞石、沉香、黄芩、熟大黄。

主治：实热顽痰。发为癫狂惊悸，或咳喘痰稠，大便秘结。

用法：礞石打碎，用焰硝一两，同入瓦罐，泥固，火煅，石色如金为度，研末和诸药，水丸梧桐子大，白汤食后服。人壮气实者，可服百丸，当下痰积恶物。

方义：方由四味药组成。方中金礞石秉金石之质，剽悍之性，下气逐痰，平肝镇惊，能攻逐陈积伏匿之顽痰老痰，用为君药。黄芩苦寒，清上焦之火热；大黄苦寒，荡涤实积，以开下行之道路。两药用量颇重，清上导下，以除痰热之源，共为臣药。又以沉香降气，调达气机，气降而火消，为诸药之导，用为佐药。四药合用，逐痰积，除火热，共奏逐痰散结、降火通便之效，对于实热顽痰胶固引起之种种怪症，且正气不虚者，极为适用。

②枕中方

组成：鳖甲、龙骨、菖蒲、远志。

主治：肝风内动，夹痰上升。

用法：上四味药等分，酒服，日三次。

方义：治疗肝风内动，夹痰上升之证，首推本方。本方中鳖甲、龙骨息风潜阳，菖蒲、远志开痰降泄。古人虽然将此方作为养阴清心、聪耳明目之方，然而经张山雷考据《本草经》，菖蒲辛温，主治湿痹，远志苦温，主治咳逆，二者一是以辛散而开其湿痰之痹，一是以苦降而定其逆上之痰涎，则气自顺而壅自开，气血不再上菀，神自清明。

③控涎丹

组成：甘遂、大戟、白芥子。

主治：胁下痰积作痛。

用法：上三味药等分为末，糊丸，姜汤服十五至二十丸。

方义：本方是攻逐痰涎之峻剂，治疗痰塞中州、气逆上壅、神经不用诸证，古人不以此方治疗肢节之痹痛，而专攻逐痰涎，则剿破巢穴，去其依凭，则肢节自利。这正是本方高明之处，但药力较猛，临证应根据病情缓急选用。

（5）顺气之方

中风之病，表现为火升痰升，均是气逆而上，为此治疗必是顺气降逆之法。而世人大多只知有苏子降气汤，方中却是当归、苏子之辛温，沉香、厚朴之温燥，则不能用来治疗肝阳上逆，痰火上壅。而张山雷考证古书，认为前方之中如二陈汤、温胆汤均是消痰降逆的方剂，均可选用。另有各顺气之方，爰录一二。

①乌药顺气散

组成：麻黄、橘皮、乌药、炒僵蚕、川芎、枳壳、甘草、白芷、桔梗、干姜。

主治：暴中风。遍身麻痹，言语困难，口眼歪斜，喉中气塞有痰声。

用法：上十味药为散，每次服半两，加生姜、大枣煎。

方义：方以顺气为名，乌药、橘皮、枳壳、桔梗皆有行气散结之功，橘皮化痰，僵蚕定风，尤有深意。唯川芎、白芷上行，麻黄散表，不合内风，其意终谓风自外来。

②顺风匀气散

组成：白术、乌药、人参、天麻、沉香、青皮、白芷、木瓜、紫苏、甘草。

主治：中风，半身不遂，口眼歪斜。

用法：加生姜煎。

方义：张山雷认为，人参、白术、甘草仍有补塞之嫌，并不太适合痰壅者，乌药、沉香、青皮皆能宣泄气滞，而天麻、木瓜有摄纳之力，都很切合，唯白芷、紫苏稍有升散之性，若改为枳实、苏梗，则有了顺降之旨。

（6）清热之方

观察古人针对中风所创立的续命诸方，可知前人大多都认为此证是外感风寒，张山雷研读《千金》《外台》之后，发现凉润之剂自古就有，可见内热生风一证也是早就有了的。因而张山雷感叹学医之人不可完全摒弃古书，应该从古书中择善而从，不可有一偏之见，故录选数首清热凉润之剂。

①黄连八味散

组成：黄连、黄芩、干姜、蜀升麻、知母、生地黄、栀子仁、大青叶。

主治：诸风。热气少退，热未能顿除者。

用法：上药捣筛为散，每次食后服一方寸匕，日再服，稍加至二匕。若能食饮，适寒温、男女，节劳逸，候体气，服前方乃至终身无热病、急黄、暴风之虑。

方义：此方除干姜、升麻外，余药皆有苦寒甘寒之性，唯以清泄内热为事。

②排风汤

组成：犀牛角、贝子、羚羊角、升麻。

主治：诸毒风邪气所中，口噤闷绝，不识人及身体疼痛，面目手足暴肿者。

用法：上四味药为散，以水二升半，内四方寸匕，煮取一升，去滓，服五合。

方义：主治中风、口噤闷绝、不识人、身体疼痛等本就是肝风暴动，上冲入脑，神经不用之病。用犀牛角、贝子、羚羊角平肝潜阳，清热息风，潜镇降逆，用以治疗内风，皆是吻合，必定有效。而方中又配升麻上升泄散，古人始终认为此证必定是夹外邪，张山雷认为宜改为天麻。

（7）滋养之方

中风发作期过后，痰涎壅塞既开，缓解期就应该滋养培本，充养阴液，以防复发。而张山雷指出，四物汤、四君子汤、归脾汤等都是人尽皆知的滋养之方，不必徒学妙肯，借充篇幅。因为本证的根本即为肝肾阴虚，浮阳上越，就应滋养肝肾真阴。

①滋水清肝饮

组成：六味地黄汤、当归身、白芍、柴胡、山栀、大枣。

主治：阴虚肝气郁窒，胃脘痛，胁痛。

方义：本方虽然有六味地黄汤，但是加上当归、白芍、柴胡，能行血中之气、疏肝通络、敛肝阴，滋补中又有流动之意，丹皮、山栀、茯苓、泽泻清泄肝经郁热。

②一贯煎

组成：北沙参、麦冬、当归身、生地黄、枸杞子、川楝子。

主治：肝肾阴虚，肝气郁滞证。胸脘胁痛，吞酸吐苦，咽干口燥，舌红少津，脉细弱或虚弦。

方义：方中重用生地黄滋阴养血、补益肝肾为君，内寓滋水涵木之意。当归、枸杞养血滋阴柔肝；北沙参、麦冬滋养肺胃，养阴生津，意在佐金平木，扶土制木，四药共为臣药。佐以少量川楝子疏肝泄热，理气止痛，复其条达之性。该药性虽苦寒，但与大量甘寒滋阴养血药相配伍，则无苦燥伤阴之弊。诸药合用，使肝体得养，肝气得疏。

加减：口苦燥者，加酒炒川连。

（8）通络之方

中风昏仆，肢体不遂，经络掣痛，是由于气血上菀，导致脑神经不用。而古人多不知道这个机理，常常在中风初期就活血疏风、通经宣络，反而扰动气火，冲击脑神经，造成伤害；或是在旬月之后，病势已经平稳，肢节已经不用，神经功用丧失，成为瘫痪，此时治疗为时已晚。因此医者不可不知通经宣络之法。

①白薇薏苡汤

组成：白薇、薏苡仁、芍药、桂心、酸枣仁、牛膝、干姜、甘草、附子。

主治：风湿拘挛，不可屈伸。

用法：上九味，以醇酒二斗渍一宿，微火煎三沸，每次服用一升，一日三次，扶杖起行。不耐酒者，每次服用五合。

方义：方中白薇除热、散结气；薏苡仁、牛膝主治拘挛，宣通湿邪之痹；桂心、附子、干姜则散寒通络。

②独活寄生汤

组成：独活、寄生、杜仲、牛膝、细辛、秦艽、茯苓、桂心、防风、芎䓖、干地黄、人参、甘草、当归、芍药。

主治：腰背痛，偏枯冷痹，缓弱疼痛，或腰痛挛，脚重痹。

用法：上十五味，以水一斗，煮取三升，分三次服。温身勿冷。

方义：此方是治疗风寒湿邪痹证的主方。方中以独活为君，通行经络，祛风解寒胜湿。方中除了人参、甘草、地黄、芍药等养阴药外，均是治疗风寒湿邪的药物。这是通络祛邪、活血养血的祖方也。

③**菊花酒**

组成：菊花、杜仲、防风、附子、黄芪、干姜、桂心、当归、石斛、紫石英、苁蓉、萆薢、独活、钟乳石、茯苓。

主治：男女风虚寒冷，腰背痛，食少羸瘦，无颜色。

用法：上十五味，以酒七斗渍五日，每日服二合，稍后可加至五合。

方义：本方是为虚寒风冷者而立，以附子、桂心、干姜、钟乳石温养为主，萆薢、杜仲、独活、当归均是宣通经络之意。渍酒者，欲其行之迅利也。

2. 医案选析

案例 1

邵某，男。病起二月，猝然半身不遂，言语不利，至今麻木，尚能行动，大便多日未行，脉弦劲有力，舌苔白腻，此乃是类中风极轻之候。瓜蒌皮一钱五分，生石决明八钱（先煎），生玳瑁二钱（先煎），生磁石三钱（先煎），象贝三钱，京半夏二钱，生远志三钱，大白芍二钱，全当归二钱，鲜竹茹一钱五分，陈胆星八分，天竺黄一钱五分，橘红一钱，礞石滚痰丸一钱五分（包煎）。（《张山雷医案·中风》）

按语：张山雷指出："猝中之症，肝阳上扰，气升火升，无不扶其胸中痰浊陡然泛滥，壅塞气道。"此案属肝阳夹痰上蒙，以致性灵昏瞀，其症或偏枯，或眩晕，或语言不利，或口㖞牙闭，或步展不稳，不一而足。张山雷认为，此病治疗必用张伯龙法，即化痰降镇为宜。张山雷治以开泄为主，佐以潜镇，其中象贝、竹茹、胆星、枳实、天竺黄及二陈汤为开泄降逆、涤痰化浊之主将；对于顽痰，非攻不可者，常用礞石滚痰丸。

案例 2

洪某，男，年逾周甲。肝络不疏，起先右胁隐隐膜胀，不能向右侧睡眠，继则右腰直下胫内，经掣不舒，似痛非痛，痛在足三阴经，脉右弦大，左亦显弦。金铃子二钱，生玄胡一钱五分，细桑枝四钱，晚蚕矢三钱，怀牛膝一钱五分，淡苁蓉一钱五分，陈木瓜一钱五分，川断肉二钱，制香附二钱，炒川柏一钱五分，生牡蛎五钱，炒橘络一钱五分，甘杞子一钱五分。

二诊：肝阳内动，脉象甚弦，右足胫掣痛不利。昨授养阴和络，似乎稍缓，舌苔光滑。此非风寒湿邪为患。金铃子三钱，大生地二钱，宣木瓜二钱，怀牛膝二钱，淡苁蓉一钱五分，炒川柏一钱五分，甘杞子一钱五分，威灵仙一钱五分，藏红花一钱五分，当归一钱五分，川独活五分，川断肉一钱五分，粉草薢一钱五分。

三诊：右足经掣，本是足三阴不充，再授滋养，据述十轻七八。唯右手脉尚弦，昨觉足底后隐隐微痛，舌尖红无苔，胃纳如滞。大生地四钱，山萸肉三钱，甘杞子二钱，阿胶珠一钱五分，全当归一钱五分，川断肉二钱，陈木瓜一钱五分，川独活四分，怀牛膝一钱五分，藏红花一钱五分，威灵仙一钱，粉草薢二钱，淡苁蓉一钱，川柏皮一钱五分，春砂仁二粒。
（《张山雷医案·中风》）

按语：张山雷认为，该病人年逾周甲，阴气已衰，延久或恐有不遂不仁之虑。治宜疏肝泄湿，万不能妄投风药，反而使得内风暴动。遂给予养阴和络之剂。二诊时病稍缓，因考虑患者体形丰腴，阴液不足，宜滋养肝肾，配以宣络之法，配伍增加了当归、红花、独活、威灵仙等活血宣络之品，切不可使用风药动药。三诊时已缓解有多，继续峻养肝肾真阴。

3. 评述

张山雷认为，中风是由于气血逆乱，产生风、火、痰、瘀，导致脑脉痹阻或血溢脑脉之外所致。临床以突然昏仆、半身不遂、口舌歪斜、言语謇涩或不语、偏身麻木为主症。根据脑髓神机受损程度的不同，有中经络、中脏腑之分。

张山雷指出，中风辨证应分内外风。他认为，猝暴昏仆之病不是"中风""类风""非风"所能概括得了的。其在《中风斠诠·卷一》中指出，"以内风二字，揭诸天下，而顾名思义，易得归旨"。《中风斠诠·卷一》中又云："内风之动，由于肾水虚，肝木旺……'肾虚肝旺'四字，必须分作二层：盖肾水之虚，耗于平时，为是病之本；肝木之旺，肆于俄顷，为是病之标；急则治其标，缓则治其本。且治肾之虚，须当滋养，非厚腻不能填根本之真阴；治肝之旺，须当清理，非潜镇不能戢龙雷之相火，两法相衡，已难并行不悖。况且火升气溢，必夹其胸中之固有之浊阴，泛滥上冒。所以此病之发，未有不痰涎壅塞，气粗息高者。即使外形或无痰塞，而其实气火俱浮，中脘清阳之气已为浊阴蒙蔽，断不能投以阴柔黏腻，助其窒滞。所以治此证者，皆当守定镇肝息风、潜阳降逆一法，而佐之以开泄痰浊，方能切合病情……而于肾虚之本，非唯不暇兼顾，亦必不能兼顾者也。必至气逆已平，肝火已戢，痰浊不升，脉来和缓，然后徐图培本、滋阴养液之法，始可渐渐参用，方能顾忌病本之虚。若果不分次序，而于气火升浮、痰浊窒塞之初，即用滋腻与潜阳并进，既缓摄纳之力，又助浊阴之凝。"

对于中风病机的认识，张山雷首推《类中秘旨》。《中风斠诠·卷一》中指出，"盖皆由木火内动，肝风上扬，以致血气并走于上，冲击前后脑气筋，而为昏不知人、倾跌猝倒、肢体不用诸证"。但是，脑只是见病之部位，而不是病之本源。《中风斠诠·卷一》指出，"病源唯何，肝阳不靖，木盛生风，激其气血，上冲犯脑，而震扰脑之神经耳，故谓是病为血冲脑经则可，而直以是病为脑病则不可"。此外，张山雷还从脉象上对中风的病机做了概括。其在《中风斠诠·卷二》中指出，"内风之动，气升火升，以致血逆上涌，冲激脑经，其脉未有不弦劲、滑大、浮数、浑浊者，甚者上溢促击，虚大散乱"。

张山雷认为，中风虽是突然发生，看似举动如常，眠食无恙，实则其先兆可寻，"肾水之亏，耗于平时"，"病根潜伏，脏气变化，酝酿者深，乃能一触危机"。张山雷提倡应善于养生，慎为护持，静加调摄，于危机乍露之初，疗治于未病先防。因此，张山雷总结内风将动的先兆为：神志不宁；虚阳暴露，颊热颧红；步履之玄，足轻头重，以提示人们早做预防。

在中风病的治疗上，张山雷在张伯龙、缪仲醇等中风治法的基础上，创立了治疗中风八法，并详加分析。具体包括：

（1）醒脑开闭

张山雷认为，闭证之发生是肝阳上升，气血奔涌，冲激入脑，扰乱神经所致。然必夹胸中痰浊泛滥上凌，壅塞清窍。症见目瞪口呆、牙关紧闭、喉中曳锯、鼻鼾气粗、面唇红赤、二便不通、脉象洪数弦劲等。这些症状都是有升无降、气闭于内的实证。因此，开其闭塞为治疗这种证型的第一急务，而潜阳降气、镇逆化痰犹在其次。以通关散（即细辛、牙皂，炒炭为末）搐鼻以取嚏；水沟、合谷等穴针刺以回知觉；牙关紧闭者，以乌梅肉擦牙，以酸抑木，紧闭自启。他强调，切不可用牛黄、冰片、麝香等芳香之品，此皆开心气、通经络之品，容易助气火之走窜，引痰深入，而致病情加重，不可复疗；然开泄痰浊也可以少佐芳香之品振动清阳，唯石菖蒲根之清芬可以化痰，而不致窜散耗气。搐鼻、揩齿、探吐，方用白矾散、稀涎散、胜金丸，此皆为醒脑开闭之法。

（2）回阳固脱

张山雷认为，脱证是因真阴虚竭于下，致无根之火仓促飞腾，气涌痰奔，上蒙清窍，是为真元式微、龙雷暴动所致。症见痉厥、目合口开、手不握固、声嘶气促、舌短面青，甚则冷汗淋漓、手足逆冷、二便自遗、脉伏不见、气息俱微等虚寒之象。这些症状都是元阴告匮，真气不续之虚证。

因此，摄纳真阴、固护元气为治疗这种证型的当务之急，而恋阴益液之剂，即当与潜镇虚阳之法双方并进。此谓回阳固脱之法。治疗以人参、阿胶、鸡子黄等滋养之品，龙骨、牡蛎、玳瑁、龟板、鳖甲等潜镇之品，浓煎频灌。亡阳者，以人参、附片等回阳固脱。如果痰壅一开，神苏气续之后，育阴滋液、潜镇摄纳的药物应不能间断，必能使元气渐回。并且在两三日内，病人虽神志清明，但是大多神疲倦怠，张山雷并不使用补气之药，而是强调必须以上述之剂继续投入，以固根基、扶正气。

（3）潜镇肝阳

张山雷认为，虽然中风有闭证脱证之分，两证的病因不同，表现形态也显分畛域，但是闭证与脱证的病机中都有"相火之不安于窟宅"这一条，故治疗应潜镇肝阳。张山雷将潜镇肝阳的药物分为三大类：介类为第一主药，如牡蛎、石决明、珍珠母、紫贝齿、玳瑁、龟板、鳖甲等。而石类药，如磁石、龙骨具有吸引力者，同样有效。第二大类为金石类药物，如黑铅、铁落、赭石、辰砂等，是以镇坠见长的，而没有吸引作用，所以作用次之。在临床应用时，还要注意，体实之人痰火上壅者可用，体虚之人就要慎用了。其余如浮石、石英、寒水石等为第三大类，力量较弱，方中可以适当选用辅佐。配伍时多用猴枣，具有安神降逆、化痰开窍的功用。张山雷指出，时下的医家治疗此证大多使用清热之法，然而仅仅是知道清热法可以治疗此证，终觉药力薄弱，远远不及潜镇降逆之效速。

（4）开泄痰涎

张山雷认为，中风虽是肝气上逆所致，但必夹痰涎，阻塞气道，上蒙清窍，故治疗应以开痰降浊为第一要务。治疗痰浊，首先要辨虚实。形壮气实者，用荡涤之法，如稀涎散、滚痰丸、控涎丹、青州白丸子等方，药虽猛，大不必畏惧。其形馁气衰者，用泄、化之法，宜用和平之剂，如二陈、杏、贝、竹茹、枳实等；而胆南星、天竺黄、竹沥、荆沥等，性虽平和，药力却很大，无论虚实，皆可作为主药。因为痰的性质黏韧浊腻，故可用石菖蒲根作为向导涤荡浊垢。张山雷认为，远志虽是开心窍之药，但是其性味及临床经验表明也是化痰之良剂；同时指出习用牛黄，清心热有余，涤痰浊不足；麝香芳香猛烈，泄散无度，耗伤元阴。

（5）顺气降逆

张山雷认为，中风发病，火升痰升，喘促不止，都是因为气逆为患，而西医称为血冲脑，所以治疗若气不降则血不降，痰浊不化，肝阳无法潜藏。所以前面所述的潜镇肝阳、开泄痰涎，都是顺气之法；古方中的二陈汤、温胆汤之类，都是降逆顺气之品；又有用匀气散、乌药顺气散等也是知此证当务之急为顺气降逆。因此，顺气之理，并非一法。

（6）养血培肝

张山雷认为，中风之标虽为肝阳上亢，而其本却是阴血不足。急则治其标，镇摄潜阳；缓则培其本，育阴养血。他认为，肝病培本之计，宜滋养肾水，补母及其子，亦必生心血，助阴以涵阳。此养心之法，在治疗肝阳为病之证中当不可忽视，养心的药物有酸枣仁、淮小麦、茯神等。另外，清热化痰，除去侵扰的病因，即是安其固有之正气，以此法宁神养心，功效也是可观的。这些养心之法，清而不滞，淡而不浊，无助痰之患，有养正之功，可以和潜镇抑降的方法同时使用，以达到治疗效果。另有培养肝阴之法，以滋水清肝饮、一贯煎等治之，养阴而疏达肝气，为治疗血虚肝动之良药，而不是专治中风暴仆所用。

（7）滋补肾阴

张山雷认为，中风虽是肝阳上亢所致，但肝阳之病，肝为标而肾为本，肾水不充，则肝木横逆。滋补肾阴为善后之法，并非治疗见证之急务，只有在潜降摄纳之后，气火已平，痰浊已化，才可以滋养肾阴以固其本，可选用六味、四物、一贯煎、心脾双补丸等方，切不可早用，以免滋腻之品

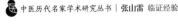

壅塞气机。故而此证治疗的关键在时机。

（8）通经宣络

张山雷认为，中风多兼见手足不仁、半身不遂，或刺痛瘫痪等症，此乃气血上菀，脑神经被其扰乱而失功用。如若能潜降肝阳，则气火俱平，神经之功用就会很快恢复。张山雷强调治疗此证之初，痰升火升，尤其不能误用风药、燥药，以防行经走窜，扰乱气血，反而加重病情。通经宣络治疗尤其掌握时间，如果尚在旬月内，经络阻塞不是太厉害，还有疏通的希望，古人的治痹成方还可以采用。而活血通络之法治疗瘫痪，也仅可用于旬月之间，如若瘫痪不遂已久，如同机械固已锈蚀，虽有神丹，但也没有痊愈的希望了。

张山雷在论述八法同时，还强调治法之禁忌：若夫肝阳浮越、气焰横肆之时，禁用风药，以免风药升散助其气火之猖狂；禁用表药，以免表药疏泄速其亡阳之汗脱；禁用芳香药，以免芳香药走窜耗散正气；禁用温补药，以免温补药刚燥销铄真阴；禁用滋腻药，以免滋腻药养阴窒塞痰浊；禁呆笨补中，以免壅遏气化。

上述中风八法，界限截然，次序步骤，不可紊乱。

（二）头痛

头痛是一个临床常见的自觉症状，多由外感六淫及内伤杂病引起。疼痛剧烈，经久难愈之头痛又称为"头风"。头痛的记载源于《内经》，《素问·风论》据其病因的不同而有"首风""脑风"之名，并指出头痛的主要病因是外感和内伤。

1. 方药选析

组成：白芍、丝瓜络、白芷、玄胡、藿梗、佩兰、女贞子、枸杞子、厚朴花、薏苡仁、生牡蛎、生石决明。

主治：肝阳上亢之头痛。症见头两侧胀痛，烦恼、发怒加剧等。

方义：白芍养血柔肝，白芷散风通窍止痛，丝瓜络通络、活血、祛风，玄胡、薏苡仁止痛，藿梗、佩兰、厚朴发表行气，女贞子、枸杞子滋阴柔肝，牡蛎、石决明等柔肝潜阳。全方共奏滋阴柔肝潜阳之效。

2. 医案选析

案例

马某，男。头痛起于碰磕，于今三年，总是阴不涵阳，肝阳上扰。察脉左小是阴虚明征，右滑乃肝木侮土，舌尚不腻，当此长夏，胃纳不多，不可骤补，先以清养柔肝潜阳。白芍二钱，丝瓜络一钱五分，萸肉二钱，白芷四分，玄胡一钱五分，藿梗一钱五分，佩兰叶一钱五分，女贞三钱，杞子二钱，广皮二钱，朴花四分，苡仁三钱，生牡蛎四钱，生石决明八钱（先煎）。

二诊：进剂后，脑后之牵痛已解，而左半头角胀痛发痒，但在肌肉络脉之间，非如从前之痛在内部。自述烦恼、动怒，其恙即剧。病是肝阳内动。前方当无不应之理，且病延三载，原非旦夕可以全瘳。仍踵前意，总以潜阳毓阴，则内风自息。且有谆嘱者，不可误服辛升风药，尤为至要。生地三钱，萸肉三钱，白芍二钱，玄胡三钱，决明子四钱，象贝三钱，女贞三钱，旱莲草三钱，杞子二钱，沙苑子二钱，柏皮二钱，陈皮一钱，菖蒲三分，枣仁四钱，鳖甲四钱，牡蛎五钱，石决明八钱，玳瑁三钱。（《张山雷医案·头痛》）

按语：本案为肝阳上亢之头痛。由于碰磕伤脑，扰动肝阳。肝阳上扰，究其根源为阴不涵阳，治宜滋阴柔肝潜阳。一、二诊均用此法，尤为强调不可误投辛升温散。

3. 评述

头痛一证，颇为复杂。张山雷认为，头痛与阴不涵阳、肝阳上扰关系尤为密切，在治疗上注重养阴柔肝潜阳，且强调不可误服辛升之品，以免重伤阴液。治疗头痛，应根据病程之久暂，辨清内伤外感。内伤多为肝阳痰火或阴血虚少，治宜清降滋养。《景岳全书·头痛》记载："有里邪者，此三阳之火炽于内也，治宜清降，最忌升散。"外感证多由外邪袭于经络，治宜疏散。对于肝肾阴虚，阴虚阳浮，肝阳上亢，化风扰阳之头痛，张山雷常用滋阴柔肝潜阳之法，选用白芍、山萸肉、杞子、决明子、石决明、生鳖甲、牡蛎等；对于痰热内聚，上扰阳明、少阳两经之头痛，张山雷常用清泄抑降之法，选用霜桑叶、象贝母、杏仁泥、宋半夏、丝瓜络、香射干、怀牛膝、瓜蒌皮、炒枳壳、胆南星、天竺黄、九节菖蒲、焦山栀、陈皮等。此外，头为诸阳之会，手足三阳经均循头面，厥阴经亦上会于颠顶，由于受邪之脏腑经络不同，头痛之部位亦不同。太阳头痛，在头后部，下连于项；阳明头痛，在前额部及眉棱骨等处；少阳头痛，在头之两侧，并连及于耳；厥阴头痛则在巅顶部位，或连目系。因此，张山雷认为可选用下列引经药，太阳头痛选用羌活、蔓荆子、川芎，阳明头痛选用葛根、白芷、知母，少阳头痛选用柴胡、黄芩、川芎，厥阴头痛选用吴茱萸、藁本等。部分慢性头痛，病程长，易反复，经年难愈，可选配全蝎、蜈蚣、僵蚕、地龙、地鳖虫等虫类药，以祛瘀通络、解痉定痛、平肝息风，可获良效。

（三）咳嗽

咳嗽，多由肺失宣肃，肺气上逆所致，病有外感、内伤之分。张山雷对于咳嗽的治疗，注重标本缓急、先后主次，重视补养阴液，尤其是胃阴，常用金钗斛、北沙参、大麦冬、鳖甲等药益阴潜阳。

1. 方药选析

组成：明附片、桂枝、怀牛膝、车前子、白芍、姜半夏、生紫菀、北细辛、炮姜炭、五味子、生麻黄、大腹皮、干姜衣、茯苓皮、冬瓜皮、温中丸。

主治：肾虚于下，气逆冲肺。病先足肿，继以咳呛，嗳噫，背寒，甚则寐床不暖，脉细气促，色泽萎黄，舌滑无苔。

方义：本方针对肾虚于下，气逆冲肺之咳喘，取济生肾气丸意，用附片、桂枝温下元，炮姜炭温中散寒，牛膝、车前子利水消肿为基本治法，并取法小青龙汤加用麻黄、半夏、细辛、五味子、干姜、紫菀温肺化饮、降逆止咳，取法五皮饮增入大腹皮、茯苓皮、冬瓜皮、白芍增强利水消肿之功，配合丹溪小温中丸健脾行气以助脾胃、利痰饮。

2. 医案选析

案例

祝某，女。肝肾真阴久亏，气不摄纳上冲，咳嗽无痰，甚则呕吐。脉小已极，头痛眩晕，舌滑，根有薄苔，纳谷碍化。生打石决明八钱，生研代赭石四钱（包煎），炒山萸肉一钱五分，生紫菀四钱，紫石英三钱，杜兜铃一钱五分，广郁金一钱五分，生鸡内金一钱五分，制女贞子四钱，潼蒺藜三钱，制半夏一钱五分，旋覆花三钱（包），款冬花三钱，枇杷叶二片（刷净毛包煎）。

二诊：肝脾肾三阴久亏，纳食不思，眩晕气促，心中懊恼，咳嗽甚则干呕，脉细已极，舌根薄黄。东洋参一钱（先煎），北沙参二钱（先煎），原枝金石斛三钱（先煎），广郁金一钱五分，制半夏一钱五分，大白芍一钱五分，生鸡内金一钱五分，广藿梗一钱五分，生山萸肉一钱五分，丝瓜络一钱五分，生紫菀二钱，熟女贞子三钱，枣仁泥三钱。(《张山雷医案·咳嗽》)

按语：患者肝肾阴虚于下，肝阳上逆，上冲肺金，而出现咳嗽气促；上扰清阳，而致头痛眩晕，横逆犯胃而呕吐；胃阴亏虚，脾运失健，而出现纳谷碍化。一诊时，张山雷认为宜泄肝纳气，和胃健脾。用石决明、紫石英、代赭石重镇沉降，平潜肝阳；女贞子、山萸肉、潼蒺藜滋阴固精，补益肝肾；紫菀、杜兜铃、款冬花、枇杷叶宣肺下气，疏络润金；旋覆花、半夏、郁金、鸡内金健脾和胃，降逆助运。二诊时，病人病情未缓，张山雷考虑其"脉细已极"，遂认为"姑再养胃阴，以潜气火"。故选用东洋参、北沙参、金石斛、白芍、枣泥等药以清养毓阴。

3. 评述

咳嗽是肺系疾病的主要证候之一。张山雷在《病理学读本·卷二·陆九芝咳嗽论》中，提到"咳病虽多而究其来源，则止有内外二因，虚实两途。外因者六淫感冒呼吸受邪，其病在肺，尽人能知。内因则下元肝肾阴虚，气不摄纳，冲激上行，而肺当其冲，假道以出之，其作声也。虽不可不谓之肺病，而病源实不在肺，咳之未盛肺无恙也。唯治不得法，冲激不已，咳无宁晷，则肺本娇脏，震撼既多，渐以败坏而肺劳乃成，不可治矣"。外感咳嗽新病多实，应祛邪利肺；内伤应按标本虚实的主次进行治疗，同时应注意从整体出发，注重肝、脾、肾的论治。张山雷对于治疗咳嗽有以下几点心得：①肝旺之人，虽有外邪致咳，但只能稍稍清解。桔梗、薄荷等升开之品，在所必禁；②膏粱之体，则虚不受补，邪不任表，医治比较困难；③心理作用对病情影响极大，医者要令病者服药时必须具有一种信心，才能事半功倍。此外，许多医家对于本病也有独到的见解和验方。如叶天士对外感咳嗽，反对过辛泄肺和苦寒沉降；对内伤咳嗽，反对用泄气和清寒之品。清代程钟龄的止嗽散治外感咳嗽，曹仁伯的柴前连梅煎（柴胡、前胡，黄连、乌梅、韭菜白、猪胆汁、童便、猪脊髓）治劳风咳吐黄绿青痰，在临床上亦都有很好的疗效。

（四）痰饮

痰饮证，是水液在体内代谢失常，停积于人体某些部位所导致的一类病证。痰饮，是水液代谢失常所形成的病理产物，古时称之为"淡饮""流饮"。稠浊者称为痰，属阳，因于热；清稀者称为饮，属阴，因于湿。

1. 方药选析

组成：麻黄（去节）、生甘草、制半夏、杏仁、马兜铃、淡干姜、北细辛、北五味、路路通（去刺）、代赭石、紫石英、胖大海、生牡蛎、苦桔梗、广郁金。

主治：寒饮壅肺。咳嗽不扬，脘闷气促，畏风凛凛，脉右小涩，左手弦搏，舌苔白垢满布。

方义：本方仿小青龙汤之意，用麻黄、杏仁宣肺平喘，半夏、干姜、细辛、五味子温化痰饮，代赭石、紫石英、生牡蛎降逆祛痰，马兜铃疏通壅滞、祛痰止嗽，胖大海、桔梗利咽祛痰，郁金、路路通疏络行气，甘草调和诸药。

2. 医案选析

案例

洪某，女。痰饮气促，虽是宿恙，感寒肺闭，其势愈张，脉细迟实，舌㿠白无苔，胃纳亦呆，宜温和而宣肺痹。川桂枝四分同炒大白芍一钱五分，北细辛四分，苦桔梗一钱五分，旋覆花三钱（包），生代赭石五钱，半夏二钱，北五味三分，杜兜铃一钱，姜汁炒竹茹一钱五分，淡炮姜三分，陈橘红八分。

二诊：痰饮喘促，前授温和，咳声有时稍松，但仍不得安眠，仅头多汗，下虚上实，气不得藏，舌白腻不厚，脉极细实。仍守温下纳气。桂枝四分同炒大白芍一钱五分，明附片一钱五分，蛤蚧尾一双，北细辛三分，淡干姜二分，北五味三分，炒山萸肉二钱，生代赭石五钱，宋半夏二钱，陈皮一钱五分，生远志二钱，局方黑锡丹一钱五分（分两次吞）。

三诊：连服两方，咳逆俱稍平定，脉迟细，舌色不华，苔有浮黏，皆肝肾虚寒之象，仍踵前法固摄温纳。焦远志二钱，宋半夏三钱，淡附片二钱，北细辛三分，干姜捣五味子七分，炒枸杞子三钱，煅磁石五钱，当归

二钱，青盐陈皮二钱，蛤蚧尾一对（炙研末吞），黄芪三钱，黑锡丹二钱（分两次吞）。《张山雷医案·痰饮》

按语： 张山雷认为，痰饮为病，其源在脾，其流在肺，其根在肾。所谓脾为生痰之源，肺为贮痰之器；外饮属脾，内饮属肾是也。本病即是从肺肾而治疗，先宣肺痹，后摄纳肾气。患者初诊，虽是宿疾，但感寒肺闭，故先用桂枝、白芍、细辛、桔梗等药辛温发散，宣肺开闭；旋覆花、代赭石、半夏等药降逆下气，化痰行水。二诊、三诊咳声稍松，转而温守下元为主，加上益肾补肺之品，药皆是温运，不失其旨。

3. 评述

饮为阴邪，遇寒则聚，得温则行。通过温阳化气，可杜绝水饮的生成。张山雷遵循古法，即"病痰饮者，当以温药和之"，常用经方以治之，如苓桂术甘汤、小青龙汤、桂枝汤等。张山雷认为，苓桂术甘汤温中去湿，是治痰饮之良剂。饮为阴邪，温则易散，内属脾胃，温则能运。寒饮喘促，授以小青龙汤。痰饮哮喘之证，急则治肺，缓则治肾（或治脾），发作时用小青龙汤合瓜蒌、薤白宽胸肃肺，缓解期治以补肾纳气、镇逆化痰。用桂枝汤治疗酒客病饮，用药颇具特色。对于肝肾不足，木火刑金，阴亏之体，虽为畏风表虚之证，禁用桂枝等温药，方拟泄降摄纳。同时还当根据表里虚实的不同，采取相应的治法。

（五）胃脘痛

胃脘痛，是上腹胃脘部近心窝处疼痛为主的病证，最早记载于《内经》，多因饮食失调、寒热侵扰、阴阳气血不足、气滞血瘀等因素，致胃失和降，不通则痛。

1. 方药选析

（1）处方1

组成：炮姜炭、金铃子、玄胡、台乌药、炒瓜蒌、制香附、天仙藤、广木香、北细辛、川连、吴茱萸。

主治：木土不和，胃脘结痛，起伏无定，脉迟而涩，舌根薄黄。

方义：本方以左金丸合金铃子散为基础，调和肝脾，散寒止痛。川连、吴茱萸相搭配，疏肝和胃；炮姜炭温中培土；金铃子合玄胡行气止痛；使用乌药、炒瓜蒌、香附、天仙藤、木香、细辛等味增强疏肝理气之功。

（2）处方2

组成：川连、吴茱萸、生玄胡、金铃子、制半夏、天仙藤、台乌药、广郁金、沉香、青皮、佛手花、绿萼梅、乌梅肉炭。

主治：阴液久亏，胃脘当心结痛，呕吐不止，阳亦怠矣。脉细软已甚，左手隐隐带弦，舌薄白而滑。

方义：本方川连、吴茱萸相搭配，疏肝和胃；天仙藤、郁金、沉香等增强疏肝理气，玄胡、金铃子、青皮、佛手花、绿萼梅行气止痛；制半夏降逆止呕；台乌散寒止痛；乌梅生津，与半夏配伍和胃止呕。

（3）处方3

组成：炮姜炭、枳实、茯苓皮、怀山药、制半夏、台乌药、沉香曲、生玄胡、天仙藤、广木香、北细辛、白蔻仁。

主治：胃脘痛起伏，泛涎畏冷，脉细软、六部无力且迟，舌根苔腻。

方义：本方炮姜温胃止痛，配以台乌、细辛加强散寒之功，配以玄胡加强止痛之功，枳实、天仙藤、广木香、沉香行气止痛，制半夏降逆止呕，茯苓、白蔻仁健脾渗湿，山药补脾养胃、补肾涩精。

2.医案选析

案例

章某，男。胃脘当心而痛，入春则发，入暮则剧，肝气内应，大气不司旋运。脉小迟而弦，舌根垢腻，胃纳呆滞，大腑不行。法宜温养泄化，行气滞而柔肝和脾。金铃子二钱，乌药一钱五分，天仙藤一钱五分，煅瓦楂子五钱，广木香七分，北细辛二分，姜半夏一钱五分，炒瓜蒌一钱五分，玄胡二钱，枳壳炭五分，楂肉炭一钱五分，青陈皮各一钱五分，带壳砂仁两粒。(《张山雷医案·胃脘痛》)

按语：张山雷认为，患者"入春则发，入暮则剧"，是由肝气犯胃引起。因为春为肝木之令也，当此生发；脉象小迟而弦，"小迟"为中土健运不力也，"弦"为肝气不疏。本病属肝气犯胃而致痛，故而张山雷在治疗上采用温养中宫、泄肝行滞之法，见肝胃不和者，用酸、苦、辛合化，摄胃平肝，使得肝柔脾运，气机条畅而痛止。

3. 评述

张山雷指出，胃脘痛的辨证论治有四个要点：①调肝理气，为遣方的通用之法。肝气疏泄失常，影响脾胃主要有两种情况：一是疏泄太过，横逆脾胃，肝脾（胃）不和；二是疏泄不及，土失木疏，气壅而滞。治疗前者以疏肝为主，后者则以敛肝为主。②活血祛瘀，为遣方的要紧之法。胃病初起在气，气滞日久影响血络通畅，以致血瘀胃络。③清解郁热，为遣方的变通之法。治疗可适当选用清热药，如蒲公英、黄芩、黄连、柴胡等。但注意不能一概用清热之品，且要适可而止。因为这种热多在脾胃虚弱（气虚或阴虚）、气滞血瘀的基础上产生，过用苦寒势必损伤脾胃，弊大于利。④健脾养胃，为遣方的固本之法。根据《内经》"虚则补之"的原则，常用叶天士的甘凉润燥法以养阴益胃，方用沙参麦门冬汤加减，常用沙参、麦冬、石斛等养阴又不过于滋腻及有碍脾胃之品；亦用李东垣的升阳益气法以健脾益气，方用补中益气汤加减，重用黄芪、党参等。

张山雷治疗胃脘痛，亦有自己独到的见解：①以"通"为主。一般见胃脘痛，支撑胀闷，无一不是肝木凌脾之病。痛则不通，通则不痛，当痛时必以疏通行气为主。然而，一般气药香燥，愈燥则阴愈耗伤，肝气愈横逆，所以在痛定后当渐以阴药辅之，达到标本兼顾。②以土虚为本，木乘为标；液虚为本，气滞为标。③认为脾为至阴，非温不运。总之，温运柔顺是张山雷调治肝木侮土的通治之法，正与清·章楠《医门棒喝》论及的"温健脾胃，佐以滋润，以利枢机"之说相一致。纵观张山雷治疗胃脘痛的所有病案，均采用温运法论治。

（六）反胃

反胃，是指饮食入胃，宿谷不化，经过良久，由胃返出之病。《金匮要略》称为胃反，《太平圣惠方·第四十七卷》称为"反胃"，后世也多以反胃名之。

1. 方药选析

组成：薤白（酒炒）、瓜蒌皮（姜汁炒）、炮姜炭、玄胡、丁香柄、荜茇、淡吴萸（川连同炒）、广郁金、生鸡内金、五灵脂、苏木、韭子。

主治：朝食暮吐之反胃。症见脉小且迟，舌滑无苔。

方义：本方以温中行气为主，选用炮姜炭温中，韭子益火培土，共成温暖脾土之功；用玄胡、丁香柄、荜茇、广郁金、苏木行气降胃；薤白、瓜蒌皮相合通阳散结，使胃气得降；鸡内金健脾和胃；更配入左金丸疏肝和胃。

2. 医案选析

案例

老妪，脾阳欠运，反胃数年，近则少腹滞坠，脉小而涩，舌㿠白薄腻。以温养行气治之。川椒红（去目炒出汗）十粒，乌梅炭四分，北细辛四分，淡吴萸二十粒，炒白芍一钱五分，炒山萸肉二钱，小青皮一钱五分，制香附二钱，甘杞子二钱，金铃子二钱，玄胡一钱五分，原枝金石斛（劈开先煎）一钱五分，天仙藤一钱五分。

二诊：患者高年，脾肾阴阳两虚，反胃数年，纳食无味，前授温养，气坠已舒。现脉右稍弦，左甚小，嗳气频频，大便后气升不舒，舌㿠白无苔滑润。宜以运脾阳，疏肝气治之。木瓜一钱，白芍一钱五分，草果八分，枸杞子一钱五分，益智仁一钱，天仙藤一钱五分，细辛三分，郁金一钱，萸肉一钱五分，木香五分，乌梅炭四分，蔻壳、蔻花各四分，川椒红七粒，吴萸十四粒。(《张山雷医案·反胃》)

按语： 此案初诊为寒气下凝，张山雷授以温养，气坠则舒。复诊时木气尚未能调达，肝胃不和显著，故采用温脾疏肝续进。整体而言，此案治疗温养行气并用。

3. 评述

张山雷认为，反胃一症，由于长期忧思郁怒，或饮食不当，导致肝失疏泄，胃失和降，气滞、痰凝、血瘀阻隔，以致胃腑通降之路阻塞；长此以往，津血损耗，阴伤及阳，气阴虚败，脾阳耗散；脾胃损伤，中焦阳气不振，寒从内生，不能腐熟水谷，饮食入胃，停留不化，逆而向上，终致尽吐而出。治疗上应以温养为主，治疗原则为温中健脾、降逆和胃。若反复呕吐，津气并虚，可加益气养阴之品；日久不愈，宜加温补肾阳之法。

（七）泄泻

泄泻，是以排便次数增多，粪质稀溏或完谷不化，甚至泻出如水样为主症的病证。古时将大便稀薄而势缓者称为泄，大便清稀如水而势急者称为泻。

1. 方药选析

方名：理中丸。

组成：人参、白术、干姜、甘草。

主治：脾胃虚寒证。症见自利不渴，呕吐腹痛，腹满不食。

方义：方中干姜温胃散寒为君，人参补气益脾为臣，白术健脾燥湿为佐，甘草调和诸药，而兼补脾和中。诸药配合，刚柔相济，标本兼治。

加减：久泻，可加麦冬、石斛、青陈皮，以增胃液而助气化。

2. 医案选析

案例

于某，男。病起冷雨淋身，寒湿不化，萎黄乏力，腹胀脘痛，脉细且迟，大便溏泻，舌尖白腻。法用东恒意，参理中导湿。潞党参一钱五分，煨升麻四分，生西芪一钱五分，炒车前三钱，明附片八分，炮姜炭四分，怀牛膝一钱五分，焦苍术一钱五分，生玄胡一钱五分，炒柴胡四分，带壳砂仁二粒，带皮苓三钱，小青皮一钱五分，天台乌药一钱五分。

二诊：脾阳受困，中脘膨胀，两投温养，其势稍松，脉前细迟，今已转弦，舌尖红后半白腻，仍宜温中运脾。炒潞党参一钱五分，高良姜四分，煨肉豆蔻七分，炒柴胡四分，天台乌药一钱五分，煨益智仁一钱五分，枳实炭七分，楂肉炭二钱，陈皮一钱五分，金铃子二钱，玄胡二钱，九节菖蒲四分，带壳白蔻仁二粒。

三诊：木郁侮土，中脘䐜胀。两投温养，痛定而反见水泄，脉右细弦，左手甚软，舌根转黄浮。治宜调和木土。炒茅术一钱五分，枳实炭四分，炒潞党参一钱五分，陈皮一钱五分，煨益智仁一钱，九节菖蒲七分，北细辛三分，高良姜四分，广木香一钱，带壳紫蔻仁二粒（打入）。（《张山雷医案·泄泻》）

按语： 患者体质属肝强脾弱，突然受冷淋雨，寒湿伤脾，导致脘腹胀痛，大便溏泄。张山雷选用理中导湿之剂温运中焦，标病渐退而本病日见。中脘作胀，舌尖红而根黄浮，脉转弦细，皆肝郁侮土之证候。治法遂为温中运脾，调和木土，肝脾同治。体现了张山雷急则治标，缓则治本的思路。

3. 评述

张山雷认为，感寒、感暑或脾为湿困，都会导致此症。长江以南的地区，溽暑之令，积湿较多见，人在气交之中，难免会出现脾为湿困，则容易出现大便溏泄。张山雷认为，此虽不是大病，但是如果治疗不当，长此以往，邪实正虚，也将会成坏证。因此，其主张在得病之初，宜用芳香宣展、化湿运脾之法。脾喜燥而恶湿，亦喜温而恶寒，土德不及，寒湿趁机而入，消化力薄，无不水走肠道，故而出现泄下。一般泄泻之证，除暑湿以外，寒湿最多见。张山雷治泄泻的病案多属阳虚或阴盛，治法则以温运为主，兼以疏肝理脾。方用理中丸加减，是其擅用经方的体现。张山雷指出，临证时应注意：①"健脾化湿"与"运脾化湿"灵活应用；②久泻不可利小便；③不轻易用补涩法。此外，张山雷认为久泻伤阴，可加麦冬、石斛、青陈皮等以增胃液而助气化。

（八）痢疾

痢疾，是以大便次数增多，腹痛，里急后重，痢下赤白黏冻为主症的一种病证。张山雷指出，此病是以肠间积有宿垢，滞而不通，欲下不畅，虽频频如厕，而里急后重，所下无多。《内经》称本病为"肠澼""赤沃"，并指出感受外邪和饮食不节是两个致病的重要环节。

1. 方药选析

组成：焦冬术、制香附、鸡内金、台乌药、青皮、陈皮、炒党参、槟榔、干柿蒂、玄胡、神曲、吴茱萸、生附子。

主治：休息痢。

方义：方中焦冬术即白术，白术、党参等健脾益气，鸡内金、青皮、陈皮、神曲、槟榔等化积行滞，台乌、吴茱萸、生附子等散寒顺气止痛，香附、玄胡、柿蒂等行气止痛。

2. 医案选析

案例

汪某，男。休息痢缠绵多年，脾气不运可以想见。小溲短数，脉右手重按固弦，左极细实，舌尚浊，纳呆而不化，且泛恶。治法姑先健运行气。

制香附二钱，炙鸡内金一钱五分，台乌药一钱五分，炒党参一钱五分，半硫丸一钱五分（分两次服），花槟榔一钱，丁香柄四只，干柿蒂三钱，生玄胡二钱，青陈皮一钱五分，炒六神曲二钱。吴茱萸三钱与生附子二枚打烂研，布包涂足心。

二诊：休息痢前议和中，滞下固不能即调，而呃逆较轻，脉虽细软，而重按仍弦。有年久恙，仍守通补兼施。炒党参一钱五分，广木香七分，焦白术一钱五分，台乌药一钱五分，炙鸡内金一钱五分，六神曲一钱五分，丁香柄五只，焦茅术一钱五分，佩兰一钱五分，小青皮一钱五分，生玄胡二钱，花槟榔八分，带壳紫蔻仁八分，半硫丸一钱五分（分两次吞）。（《张山雷医案·痢疾》）

按语： 痢疾初病多实多热，久病则多虚多寒。休息痢，脾肾俱伤，根本衰竭，命门无熏蒸之力，脾土失健运之司。该案苔腻泛恶，纳呆不化，中焦尚有积滞。张山雷用通补兼施之法，治本以白术、党参、半硫丸等温补脾肾，治标选用鸡内金、青皮、花槟榔、神曲等化积行滞。吴茱萸与生附子打碎研末包涂足心，温补少阴命火，此法对阴阳两虚，根本大亏之痢疾证，颇有妙处。

3. 评述

张山雷指出，痢疾为病，最常见于夏秋季节。因为炎暑郁蒸，元阴暗耗，消化能力未免欠佳，如过食肥甘油腻，或食果瓜生冷，暂图一时之快，互为纠结，脾胃运化无权，于是寒热交争，留滞窒塞，从而导致该病的发生。另外，痢疾初起多为实证，若非积有潴秽，奚有欲下不畅，里急后重之状？其实亦有阴虚或阳虚体质，气机少运，则消化不良，亦复酿为滞下。关于痢疾的治则，张山雷在其所著《病理学》中指出："痢疾皆由湿热秽垢积滞肠中使然．无不宜于苦寒荡涤、清泄导滞。凡升提固涩之药切不可投。唯休息久痢，时发时止，有气虚下陷之候，宜乎补中举陷，兼养肝肾之

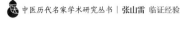

阴，然扶中不忘化滞，仍须两顾。"治疗痢疾，应根据寒热虚实，确定治疗原则。初痢实则通之，久痢虚则补之，寒痢温之，热痢清之，虚实夹杂者攻补兼施，寒热交错者清温并用。痢疾初起，多实证、热证，宜清热化湿解毒。久痢多虚证、寒证，应补虚温中，调理脾胃，兼以清肠，收涩固脱。此外，张山雷认为，对于古今医家提出的有关治疗痢疾之禁忌，如忌过早补涩、忌峻下攻伐、忌分利小便等，均可供临床用药之时，结合具体病情，参考借鉴。对迁延不愈之久痢，因病情复杂，正气已虚，而余邪积滞又未尽，若单纯补涩，则积滞不去，贸然予以通导，又恐伤正气。此时治宜兼顾，于补益之中，佐以清肠导下祛积，扶正祛邪，权衡运用。

（九）便血

便血，系胃肠脉络受损，出血随大便而下，或大便呈柏油样为主要临床表现的病证，均由胃肠之脉络受损所致，外感、内伤等多种病因均会导致其发生。

1. 方药选析

方名：黄土汤。

组成：甘草、生地黄、白术、附子、阿胶、黄芩、灶心黄土。

主治：阳虚便血。大便下血，先便后血；或吐血、衄血，以及妇人崩漏，血色暗淡，四肢不温，面色萎黄，舌淡苔白，脉沉细无力者。

方义：方中灶心黄土温中止血为君；白术、附子温脾阳而补中气，助君药以复统摄之权为臣；出血量多，阴血亏耗，而辛温之术、附又易耗血动血，故用生地、阿胶滋阴养血，黄芩清热止血为佐；甘草调药和中为使。诸药配合，寒热并用，标本兼治，刚柔相济，温阳而不伤阴，滋阴而不碍阳。

加减：阳虚较甚，畏寒肢冷者，可加鹿角霜、炮姜、艾叶等温阳止血。

2. 医案选析

案例

龚某，男。便血，粪前血水，粪后鲜血如水直注，十月以来，无日不然，大便日五六行，夜不成寐，脉弦大而虚，中气不宁，肝脾不调，无统藏之权，舌淡无华，且光滑无苔。潞党参一钱五分，於术一钱五分，炙草一钱，生芪三钱，萸肉二钱，炮姜五分，杞子三钱，阿胶珠一钱五分，砂仁四分（打），地榆炭三钱，侧柏叶炭三钱，夜交藤三钱，枣仁泥四钱，旱莲三钱，陈皮一钱五分，木香六分，藕节三钱，陈皮一钱，附子一钱。

二诊：前授附子理中汤，便血虽少，而胃纳仅半碗，补中似尚不胜其任。脉沉细且迟，极其虚弱，舌淡白无苔。前法宜灵通，不宜蛮腻。炒潞党一钱五分，冬术一钱五分，芪皮一钱，杞子一钱，炮姜六分，附块一钱五分，升麻四分，全当归一钱五分，枣仁四钱，萸肉一钱五分，苓皮三钱，谷芽三钱，木香五分，乌药一钱五分，缩砂仁二粒（打）。

三诊：便血虽减而大便日八九行，后重腹鸣，中虚已极，脉弦细，舌滑光淡红无苔，法宜血脱益气。炒潞党一钱五分，炒冬术一钱五分，生黄芪一钱五分，粉葛根一钱五分，全当归二钱，枣仁泥二钱，首乌藤三钱，炒白芍一钱五分，广木香六分，天台乌药一钱五分，地榆炭二钱，炒驴皮胶珠一钱五分，炒山萸肉二钱。（《张山雷医案·便血》）

按语：《金匮要略·惊悸吐衄下血胸满瘀血病脉证治第十六》云："下血，先便后血，此远血也，黄土汤主之。"张山雷认为，本案粪前血水，粪后鲜血如水直注，此为脾胃虚寒，中阳衰微，脾失统摄之权，导致血逸失守。故以黄土汤加减，暖脾摄血，取附子温煦中阳，振兴脾土，辅以阿胶等补血止血之品，便血日减。此为活用仲景方之典范。

3. 评述

便血，是消化道出血的特殊表现，外感、内伤等多种病因均会导致其发生。张山雷指出，治火、治气、治血为其治疗的三大基本原则，实证当清气降气，虚证当补气益气。此外，他对脾胃虚寒型便血还酌情选用养血止血之品。

（十）癃闭

癃闭，是因肾和膀胱气化失职而致尿量减少，排尿困难，甚则小便闭塞不通为主症的一种病证。

1.方药选析

方名：补中益气汤合六味地黄丸加减。

组成：熟地黄、山萸肉、干山药、泽泻、牡丹皮、白茯苓（去皮）、黄芪、人参（党参）、白术、炙甘草、当归、陈皮、升麻、柴胡、生姜、大枣。

主治：清阳下陷，中气不足，肾阴亏损之头晕耳鸣、腰膝酸软、骨蒸潮热、盗汗遗精、癃闭等症。

方义：本方用六味地黄丸滋补肾阴，以平补真阴，养阴利水，从肾而治；合用补中益气汤升提脾气，以升清降浊，化气利尿，从脾而治。脾肾同调，共奏利水之功。

2.医案选析

案例

童某，男，七十四岁。三月二十日，小水不摄，时且若癃，脉极沉，却弦劲有力，舌中光两旁黄腻。治宜补中清利。党参一钱五分，升麻四分，紫菀三钱，茯苓三钱，砂仁带壳一粒，白术一钱五分，川柏一钱五分，桑白皮三钱，益智一钱，黄芪一钱五分，牛膝一钱五分，车前子三钱，乌药一钱五分。（《张山雷医案·癃闭》）

按语： 本案患者年事已高，先后天之气日渐亏虚，无力调摄小便适时疏泄，加之气虚无以载津，津液郁于下焦，日久生湿化热，故脉沉、舌黄腻。张山雷用党参、升麻、白术等补中益气，但为防滋补太过妨碍津行，故用牛膝、车前子之品加以疏导，体现其攻补兼施之妙。

3. 评述

癃闭病位虽在膀胱，但与三焦、肺、肾、肝有密切关系。尤其是老年人，正气已虚，中气已馁，治宜补脾肾、助气化以使小便自通。张山雷在此基础上，认为过多滋补易碍津液运行，应配用利尿类药物助一臂之力。

此外，现代研究认为，该病主要是前列腺增生症等常见老年病的主要表现之一。过度劳累，或感受寒冷，或情绪剧变，或贪食过量刺激性食物等，均可激发前列腺组织突然充血肿胀，压迫尿道，而致尿潴留。对于本病的治疗，后世医学家继续发扬张山雷治疗癃闭的学术思想，重在辨证施治。

（十一）积聚

积聚，是正气亏虚，脏腑失和，气滞、血瘀、痰浊蕴结腹内所致，以腹内结块或胀或痛为主要临床特征的一类病证。积证，表现为腹内结块，固定不移，并且积块大多由小渐大，由软渐硬，初觉胀痛，继则疼痛逐渐加剧；聚证，则表现为腹中气聚，攻窜胀痛，时聚时散，或有如条状物聚起在腹部。祛邪和扶正是两大基本治则。

1. 方药选析

方名：瓜蒌薤白白酒汤合木香顺气散加减。

组成：瓜蒌、薤白、白酒（适量）、木香、香附、槟榔、青皮、陈皮、枳壳、砂仁、厚朴（制）、苍术、炙甘草。

主治：气滞腹痛、胁痛。

方义：方中瓜蒌润下通阴，薤白滑利通阳，白酒助二药通经活络以散瘀痰，木香、砂仁、苍术等行气、温中、化湿，枳壳、厚朴破气、行痰、消积，香附、青皮、陈皮疏肝理气，槟榔消积、降气、行水。众药配伍，共奏行气、活血、化痰之效。

加减：若兼有热象，口苦，舌质红者，去台乌药、苍术，加吴茱萸、黄连泄肝清热。

2. 医案选析

案例

张某，正月二十三日诊：脘闷，左胁形块，脉右关弦滑。瓜蒌皮二钱，瓜蒌子三钱，全当归一钱五分，大贝母三钱，乌药一钱五分，陈皮二钱，川楝子三钱，大腹皮二钱，元胡一钱五分，白芥子二钱，《金匮》鳖甲煎丸一钱五分，薤白一钱五分，郁金一钱五分，木香六分，细辛三分。(《张山雷医案·积聚》)

按语：本案言简意赅，为肝郁脾虚，痰湿中阻，气机阻滞之积聚。张山雷围绕土虚木乘之机，借用瓜蒌、贝母等化痰祛湿，复脾胃气机升降之枢，再配以川楝子、郁金等疏肝理气，共奏宽中解郁之效。

3. 评述

积聚是由于气滞、血瘀、痰结及正气亏虚等引起的一类病证。临证需分清虚实的偏重。张山雷提倡标本同治，对于虚象明显者，指出不可攻伐太多；若虚重于实者，则以扶正为主，正气复存，才得以与邪气抗之。张山雷常以疏肝理气、益气温阳等法治之。

（十二）水肿

水肿是指因感受外邪、饮食失调或劳倦过度，使肺失通调、脾失转输、肾失开合、膀胱气化不利，导致体内水液潴留，泛滥肌肤，表现出以头面、眼睑、四肢、腹背，甚至全身浮肿为特征的一类病证。

1. 方药选析

方名：金匮肾气丸加减。

组成：熟地黄、山茱萸、山药、桂枝、附子、泽泻、茯苓、丹皮。

主治：肾阳虚水肿。症见足肿腹胀，小溲清利，舌白如纸。

方义：方中熟地黄滋补肾阴，山茱萸、山药滋补肝脾，桂枝、附子温补肾阳。泽泻、茯苓利水渗湿，丹皮清肝泻火。《医宗金鉴》曰："此肾气丸纳桂附于滋阴剂中十倍之一，意不在补火，而在微微生火，即生肾气也。"

2. 医案选析

案例

徐某，女，三十四岁。四月二十日：产后三月，脾肾两亏，水邪泛滥，脚肿猝升，面浮腹膨，气色萎黄，便溏，腹痛，唇舌淡白，脉细。脉证尚合，亟投大剂真武肾气合法，当有转机。原附块二钱，川桂枝六分，焦冬术一钱五分，带皮苓四钱，炮姜炭一钱，老苏梗三钱，怀山药一钱五分，怀牛膝一钱五分，吴萸四分，车前子三钱，旋覆花三钱（包），细辛三分，大腹皮三钱，带节麻黄四分，局方黑锡丹一钱。另冬瓜皮一两，散通草五钱，煎汤代水。

十九日二诊：诸症略减，胃纳稍加，原法加味。潞党参一钱，原附块二钱，整段桂枝三钱，焦冬术一钱五分，带皮苓四钱，炮姜炭一钱，怀牛膝一钱五分，吴萸四分，车前子三钱，大腹皮三钱，带节麻黄四分，紫菀三钱，黑锡丹一钱。再用冬瓜皮一两，散通草五钱，煎汤代水。（《张山雷医案·肿胀》）

按语：《金匮要略》曰："诸有水者，腰以下肿，当利小便；腰以上肿，当发汗乃愈。"本证产后血虚无力滋养先后天，脾运失健，肾阳亏虚，水邪为患，面浮肢肿。张山雷以真武汤温阳补肾，化气行水，再辅以桂枝、细辛、麻黄等微微发汗，使邪从上下而祛之。

3. 评述

水肿之病，为本虚标实之证，气之不化导致水液内停。张山雷依据《景岳全书·肿胀》所云："温补即所以化气，气化而痊愈者，愈出自然；消伐所以逐邪，逐邪而渐愈者，愈出勉强。此其一为真愈，一为假愈，亦岂有假愈而果愈者哉！"在治疗水肿病时，尤其注意扶正固本，以免攻伐太过，耗伤真液，正气亦消，如温补与逐邪兼用，使得肿去病愈。

（十三）汗证

汗证是人体阴阳失调，腠理不固，汗液外泄异常的一种病证。其中，不因外界环境影响，白昼时时汗出，动辄益甚者，称为自汗；寐中汗出，醒来自止者，称为盗汗。

1. 方药选析

方名：甘麦大枣汤合当归六黄汤加减。

组成：炙甘草、小麦、大枣、当归、生地黄、熟地黄、黄芩、黄柏、黄连、黄芪。

主治：阴虚火扰之盗汗，症见面赤心烦、口干唇燥、大便干结、小便黄赤、舌红苔黄、脉数。

方义：方中甘麦大枣汤养心安神、和中缓急，当归养血增液，黄芪补气固表止汗，生地黄、熟地黄入肝肾而滋肾阴。黄连清泻心火，合黄芩、黄柏泻火以除烦，清热以坚阴。

加减：汗出甚者，加浮小麦、山萸肉；阴虚而实火较轻者，去黄连、黄芩，加知母。

2. 医案选析

案例

傅某，男，十九岁。四月初六：瘦人多火，自汗频频，间且盗汗，业已数载。热饮热食每致沾衣而头额尤甚，且冬令亦复如是，所以三冬之时衣服甚薄，按脉尚无偏胜之弊，但唇色太赤，目力有时昏昏，手心灼热，是阳升太过，心液不藏。自述素嗜杯中，每多过量，盖曲蘖轻浮太过，扰乱气血，有春夏而无秋冬，良非细故。况乎年甫弱冠，尚有气血未定之天，耗阴助阳，偏胜者必致偏伤。考隆冬大汗，罗谦甫、王孟英治案两条论之已极透彻，今虽见症犹远不至如罗、王两案之甚，然其理正同，覆霜坚冰，不可不防微杜渐。若但就证论治，必以收涩敛汗为长，要知仅与涩敛决非根本之正法眼藏。即谓汗多津伤，法宜养液，然此是阳之有余，正本清源，尚不系阴之不足，盖头面多汗，全是阳明热病，良以酒气慓悍，胃家首当其冲，则必以清阳明为主而佐以滋液潜阳。素闻尊翁本是法家，姑疏拙见以备采择。唯是受病有因，必须于病根上痛下针砭，则正在年富力强，自可永占弗药。善摄生自有保健之正当治法，而乞灵药石犹第二步也。雷门布鼓，请持呈尊翁以为何如。

生地六两，杞子三两，白芍三两，知母三两，沙参三两，地骨三两，丹皮二两，连翘二两，首乌四两，黄连八钱，炙甘草六钱，淮小麦三两，女贞子三两，枣仁三两，川柏一两五钱，五味子六钱，枳椇子四两，焦栀子三两，玄参三两，大枣三十枚，怀牛膝二两，茯神三两，黄芩三两，桑白皮三两。生地、红枣（饭上蒸熟）共杵膏，余药日晒干燥，勿见火，研细末和匀。另用原枝金石斛四两，龙骨五两，牡蛎四两，玄武板四两，鳖甲二两，磁石一两五钱，石膏六钱，共煎浓汤以泛丸，清晨吞服三钱。（《张山雷医案·汗证》）

按语： 本例患者年轻气盛，且瘦人多火，自述平素嗜好贪杯，易助火伤阴，以致"阳升太过，心液不藏"，故出现盗汗、自汗等阳热亢盛症状。张山雷认为，本证不仅阴虚火旺，而重点在于阳明热盛。盖手足阳明经脉皆行于头面部，胃热蒸腾，所以头面多汗，从而提出须以清阳明之热为主，佐以滋阴潜阳之法。因为此病已有数年，必须长久服用方可见效，故方用大剂滋阴清热之品为丸药长期服用，丸则缓也。张山雷最后提出"善摄生自有保健之正当治法，而乞灵药石犹第二步也"，实为高见。

3. 评述

张山雷对汗的认识，遵从《内经》所言"阳加于阴谓之汗"。阳者，阳气也，卫气亦也；阴者，津液也。他认为，汗液为人体津液的一种，且血汗同源，故血液耗伤，切不可再发其汗。汗证的发生，阳盛则为火，火分虚实，舌脉为重，虚火可选用知母、地黄之品以滋阴降火，实火可选用黄芩、黄连之品以清热祛火。另外，可酌加固涩敛汗之品以提高疗效。此外，他认为心血不足也是导致汗证的因素，治以养血为主。

（十四）心悸

心悸因惊恐、劳累而发，时作时止，不发时如常人，病情较轻者为惊悸。

1. 方药选析

方名：黄连温胆汤加减。

组成：黄连、竹茹、枳实、半夏、橘红、甘草、生姜、茯苓、大枣。

主治：湿热生痰，留于手足少阳之腑，累及心包，症见心惊胆怯、性急善忘、多虑多思、舌苔浊腻带黄、胸脘内热。

方义：方中黄连苦寒泻火、清心除烦；半夏辛温，和胃降逆、燥湿化痰；橘红理气和胃、化湿祛痰；生姜祛痰和胃；茯苓利水化饮，培土治水，养心安神；竹茹甘寒，涤痰开郁、清热化痰；枳实下气行痰；甘草、大枣和中。

加减：痰火互结，大便秘结者，加大黄；心悸重者，加远志、菖蒲、珍珠母、石决明。

2. 医案选析

案例

洪某，女。五月二十二日诊：夜不寐，心惊惕跃，舌心腻。阳不归阴，痰蒙中焦。瓜蒌皮、黄连、肉桂、象贝、郁金、石决明、制半夏、远志、夜合花、元参、朱茯神、牡蛎、龙骨、夜交藤。

十七日复诊：夜寐已安，惊惕减，脉细。此肝心阴液已亏，参清养。前方去郁金、石决明、制半夏、元参，加沙参、磁石、旋覆花、枣仁、白芍。

三十日复诊：昨夜又不能寐，去肉桂，加生地、当归身、石决明。（《张山雷医案·惊悸》）

按语： 本案痰蒙中焦化热，痰火扰心，心神不宁，故夜不寐，心惊惕跃；舌心腻为痰湿内蕴之征。张山雷用黄连清心除烦，瓜蒌、半夏等化痰降逆，远志、茯神、龙骨、牡蛎等宁心安神。全方共奏清心化火，化痰安中之效。

3.评述

惊悸的病变性质多为本虚标实，其本为气血不足，阴阳亏损，其标是气滞、血瘀、痰浊、水饮，临床表现多虚实夹杂或相互转化。张山雷在治疗时，分清标本缓急，对症下药，疗效显著，同时注意在辨证论治基础上，加用养血安神或重镇安神之品，以护养心神。

（十五）消渴

消渴，是以多尿、多饮、多食、形体消瘦，或尿有甜味为主要临床表现的病证。其病机主要是禀赋不足，阴津亏损，燥热偏盛，且多与血瘀密切相关。在治疗上，以清热润燥、养阴生津为基本原则，对上、中、下消又有侧重润肺、养胃（脾）、益肾之别。上、中、下三消之间有着十分密切的内在联系，其病变及性质是一致的，正如《圣济总录·消渴门》所说"原其本则一，推其标有三"，张山雷辨证论治亦是如此。

1.方药选析

方名：白虎加人参汤加减。

组成：知母、石膏、甘草、粳米、人参。

主治：热病津气两伤。症见高热烦渴、气短肢软、脉大无力、汗出、背恶寒。

方义：方中以生石膏、知母清肺胃、除烦热，人参益气扶正，甘草、粳米益胃护津，全方共奏益气养胃、清热生津之效。

2. 医案选析

案例

朱某，女，约三十岁。二月十九日诊：能食而瘦，引饮溺白，病几及期，脉右弦左细。是上焦有火，下焦无火，宜分治。石膏、知母、粳米、元参、瓜蒌皮、生甘草、天门冬、象贝、生地、煨益智仁。水药日服，夜临卧吞八味丸。(《张山雷医案·消渴》)

按语：病患胃火内炽，腐熟水谷力强，时欲水谷以填充，但所食之物随火而化，故能食；水谷精微耗损过多，肌肉得不到充养，则形体消瘦；胃热灼伤肺津，敷布失常，则口渴欲饮；水谷精微下注，故小便混浊如脂膏。张山雷上下分治，取清胃泻火，滋阴固肾之功。

3. 评述

消渴有上消、中消、下消，主要与肺、胃（脾）、肾有关，尤与肾的关系最为密切。张山雷在治疗上，以清热润燥、养阴生津为基本原则，对上、中、下消有侧重润肺、养胃（脾）、益肾之别。上消重用天花粉，中消重用知母，下消重用熟地。另外，张山雷根据仲景之论"男子消渴，小便反多，以饮一斗，小便一斗，八味肾气丸主之"，指出，"仲师八味，全为肾气不交，不能鼓舞真阳，而小水不利者设法……方名肾气所重在一个'气'字，故桂附极轻，不过借其和煦，吹嘘肾中真阳，使溺道得以畅通"。

（十六）癫痫

癫痫，系脏腑受伤，神机受累，元神失控所致，以突然意识丧失，发则仆倒，不省人事，两目上视，口吐涎沫，四肢抽搐，或口中怪叫，移时苏醒，一如常人为主要临床表现的反复发作性疾病。此病又有"痫证""痫病""羊痫风"之称。病情骤急或持续不得缓解者,可先用针刺,以促其苏醒,后投以煎剂。休止期当调理脏腑,调补气血,健脾益胃,滋养肝肾法为主,佐以除痰、清热、平肝、通络、宁心等以标本兼顾。

1. 方药选析

方名:桃核承气汤加减。

组成:桃核(去皮、尖)、桂枝(去皮)、大黄、甘草、芒硝。

主治:下焦蓄血所致少腹急结,小便自利,其人如狂,甚则烦躁谵语,至夜发热,或妇人闭经痛经,脉象沉实或涩。

方义:方中桃核破血行瘀,大黄下瘀泄热,二药合用,以逐下焦瘀热,是为君药;桂枝活血通络,芒硝泄热软坚,是为臣药;炙甘草甘平和中,缓和硝、黄峻攻之性,为佐使药。诸药相配,共奏破血下瘀之效。

加减:大便秘结可加枳实、厚朴,烦躁口渴可加黄连、黄芩。

2. 医案选析

案例

傅某,男,三十岁。四月十三日诊:癫痫,自所思不遂而来,病延半年,时发时瘥。近小溲见血一回,又是蓄血膀胱之候。脉两寸不见,两尺垂长,大腑七日不通,下焦郁结,舌光鲜红而润。治标之计,宜通二腑,暂用桃核承气。桃仁四钱,菖蒲一钱五分,山栀二钱,牡蛎八钱,大黄三钱,生地四钱,磁石三钱,远志三钱,玄胡一钱五分,丹皮一钱五分,川牛膝三钱,陈胆星三钱。(《张山雷医案·癫痫》)

按语:患者所思不遂,导致气血逆乱,肝肾俱亏,肾精不足,髓海失养,故病延半年,时发时瘥;血不循常道,蓄于下焦致小溲见血;阴亏而大肠失其濡润则大腑不通。张山雷虽以桃仁、大黄等破血化瘀,菖蒲、胆星化痰,但虑其因心神不安为本,故用牡蛎、磁石、远志等宁心安神,山栀、生地等滋补心阴,以达标本兼治之效。

3. 评述

癫痫是一种发作性神志异常的疾病。张山雷认为，"痰"是该病的主要邪气，怪病多由痰作祟。因风、火触动伏痰，痰瘀内阻，蒙蔽清窍，治疗当依其标本缓急而有所区别。在发作期，张山雷首分阴阳，阳者开窍醒神、泻热息风为主，阴者温阳除痰、顺气定痫为主；在休止期，又分为痰火扰神、风痰闭阻、脾虚痰盛、肝肾阴虚等证而治之。

（十七）痿证

痿证，系指肢体筋脉弛缓，软弱无力而日久不用，引起肌肉萎缩或瘫痪的一种病证。《素问·生气通天论》云："因于湿，首如裹，湿热不攘，大筋软短，小筋弛长，软短为拘，弛长为痿。"

1. 方药选析

方名：虎潜丸加减。

组成：黄柏八十五钱（酒炒），龟板四十钱（酒炙），知母二十钱（酒炒），熟地黄、陈皮、白芍各二十钱，锁阳十五钱，虎骨十钱（炙），干姜五钱。

主治：治肝肾阴虚，精血不足之筋骨软弱、腿足消瘦、行走无力、舌红少苔、脉细弱。

方义：方中重用黄柏为君，喻嘉言先生在《寓意草》里面说"苦寒培生气"，所以黄柏之用是苦寒之妙用，配合知母、熟地黄壮肾水而滋阴；白芍养肝血滋阴；龟板得阴气最厚，故以补阴而为君；虎骨得阴气最强，故以健骨而为佐。锁阳益精壮阳，养筋润燥。然数者皆血药，故又加陈皮以利气，加干姜以通阳，使得本方气血交通，阴阳相济也。

2. 医案选析

案例

周某，五十二岁。两跷发源之处痛而无力，于今旬日，其势日剧，胫枯瘦，步履大难，脉细弦，舌淡白无华。宗一贯煎，参以温煦。大熟地五钱，黄肉四钱，怀牛膝三钱，归身二钱，独活一钱五分，杞子三钱，木瓜二钱，巴戟肉二钱，川断二钱，川柏一钱五分，虎骨二钱，仙灵脾二钱，桑枝五分，砂仁四分。

二诊：连服五剂，痛势大减，步履为轻。前方加干地黄三钱，龟板四钱。

三诊：述夜多小溲，原方加桑螵蛸、覆盆子。

四诊：痛已止，足胫枯，定丸方。大熟地五钱，杞子三两，虎骨一两五钱，鹿角霜三两，巴戟天五钱，全当归三两，独活二两，川柏一两五钱，木瓜一两五钱，知母二两，牛膝一两五钱，杜仲三两，菟丝子三两，沙苑子三两，春砂仁一钱五分，陈皮一两五钱，鸡血藤一两，木香六钱，覆盆子二两，桂枝六钱，首乌四两，川断肉三两，黄肉四两，龟胶三两，鹿胶一两五钱，驴皮胶六两，虎骨胶一两五钱（陈皮汤加酒烊化）。(《张山雷医案·痿证》)

按语：患者五十二岁，肝肾渐亏，精血难以濡养经脉筋骨，渐成痿病；肾主骨，肝主筋，精髓不足，日久骨枯筋痿，肌肉失养，大肉尽脱，胫枯瘦，步履大难；舌脉之象皆为肝肾精血亏损之征。张山雷围绕肝肾不足，筋骨失养，拟虎潜丸合右归丸加减方补益肝肾，充养筋骨，使痛止，步履为轻。

3. 评述

痿证病位在筋脉和肌肉，但根于五脏虚损。肺主皮毛，脾主肌肉，肝主筋，肾主骨，心主血脉，五脏之病变，均会致痿。五脏虚损，功能失调，脾胃俱伤，生化乏源，精血津液的不足，使得筋脉肌肉失养而弛纵，无法束骨利关节。本病虚多实少，故治宜调益后天，养阴清肺，培补肝肾，填精益髓等法，兼酌寒热之浅深，审虚实之缓急，以施治疗，张山雷之法不失此意。

（十八）痹证

痹证是由于机体正气不足，卫外不固，风、寒、湿、热等邪气乘虚而入，致使气血凝滞，经络痹阻，影响气血运行，引起肌肉、筋骨、关节发生疼痛、麻木、酸楚、重着，或关节肿胀、变形、活动障碍等为主要表现的病证。

1. 方药选析

方名：补肾祛寒治尪汤加减。

组成：川断、熟地、补骨脂、淫羊藿、桂枝、赤芍、白芍、制附片、骨碎补、独活、牛膝、知母、苍术、威灵仙、炙虎骨（另煎兑入）、防风、炙山甲、伸筋草、麻黄、松节。

主治：肾虚寒盛见肢体关节疼痛，屈伸不利，关节肿大、僵硬、变形，甚则肌肉萎缩，筋脉拘紧，肘膝不得伸，舌质暗红，脉细涩。

方义：方中补骨脂、川断、制附片、熟地，配以麻黄补肾祛寒，为主药；配用桂枝、赤芍、白芍和营卫，通阳气；骨碎补、炙虎骨祛骨风，壮筋骨；淫羊藿、独活、威灵仙益肾阳，祛风湿，为辅药；防风、麻黄散风；炙山甲、伸筋草、松节活血通络，舒筋利节；苍术化湿、健脾、升阳；知母防桂、附之热，为佐药，更用牛膝引药入肾，并能活血，为使药。诸药合用，共奏补肾祛寒、散风祛湿、活血通络之功。

加减：上肢关节较重者，去牛膝，加片姜黄、羌活；兼有低热，或自觉关节发热者，去淫羊藿，加黄柏。

2. 医案选析

案例

徐某，女，四年前竹床卧中受风，左臂酸痛，时作时止，今则较剧。脉细涩，遇风每觉寒侵骨髓，舌淡白不甚腻。治法刺肩俞、肩井、曲池，再以温养宣络佐之。归身一钱五分，川断二钱，片姜黄一钱五分，羌活八分，川牛膝一钱五分，虎胫骨一钱五分，鸡血藤一钱五分，桂枝八分，红花一钱五分，威灵仙一钱五分，松节二钱，秦艽一钱五分，苍耳子一钱五分。

二诊：臂痹昨用针刺，颇有小效，唯经络为病，应手尚易，复常颇难。昨议宣络温养是为痛时设法，际此天气温暖，此恙尚暖和，脉左极细，右亦涩滞，舌红少苔。阴液素薄，预议滋养阴营，以备平时恒用，果能多服，尚可铲此病根。当归身一钱五分，大白芍二钱，北沙参二钱，川断三钱，虎胫骨八分，甘杞子一钱五分，藕粉炒阿胶珠一钱五分，大生地四钱，炒山萸肉一钱五分，带壳春砂仁二粒，制香附二钱，威灵仙一钱五分，丝瓜络一钱五分，油松节一钱五分。（《张山雷医案·痹证》）

按语： 该病案中，患者左臂酸痛，今则较剧，遇风每觉寒侵骨髓，可见患者是经络为外邪壅遏，气滞难以运血化湿，遂致湿化为痰，血凝成瘀，停留于关节，终使痰瘀胶结，痹阻加重，故手臂疼痛，时作时止。脉细涩亦为痰瘀征象。张山雷见此先用针灸疏达经络，散寒祛湿，再给予汤药温通宣络，效果颇佳。二诊痛缓痰去，遂考虑治本，滋养肝肾，调补营阴。

3. 评述

张山雷对痹证的分类根据《内经》，分为行痹、痛痹、着痹。对顽痹，病久入络者，尤擅抓住其肝肾亏损、痰瘀相结的主要病机特点，以强壮筋骨、益气活络、化湿豁痰等法，使气化得通，经络畅达，痰散瘀解。张山雷对于痹证的治疗，常与疏风散寒、祛湿通络法参合为用。治疗痹证的药物一般多是辛温香燥之品，容易扰动阴血。故张山雷强调，对于阴血久亏，筋脉失养的患者，不可妄投温燥，须养血滋阴、舒筋通络，遵先贤"治风先治血，血行风自灭"之法。另外，张山雷善用、活用古方，指出如若有肝肾阴虚而腿膝酸痛、足软无力，或环跳、髀枢、足跟掣痛的人，可以用一贯煎治疗，疗效显著。

三、外科疾病诊治

（一）疡证

疡证，是各种致病因素侵袭人体后引起的体表化脓性疾患，乃疮、痈、疽、疖等的通称。

1. 方药选析

（1）蟾酥退毒丸

组成：制香附、羌活、全当归、川断、生远志肉、明腰黄、白明矾、广地龙（去净泥垢、炒松弗焦）、穿山甲片（炙透）、藏红花、上麒麟竭、胆矾、乳香（去油净）、没药（去油净）、真轻粉、上西牛黄、大梅冰片、麝香。以上各为细末和匀，另用真杜蟾酥，汾酒浸化，同杵丸如绿豆大，辰砂为衣。小症每服分许，大症须服 3～4.5 克。能饮酒者，用热黄酒吞丸；不能饮者，当归、木香煎汤送服。须囫囵吞，不可嚼碎，如肿痛已甚，势欲酿脓，亦可服，少减之。脓成后，四周余块尚坚，亦可服，以消尽坚肿为度。

主治：疡患初期。疮疡不论大小、阴发、阳发均可，唯头面疔毒忌之。

方义：此为黄墙朱氏改定之方，家传五世，治疡颇负盛名，消毒退肿，以此丸为必用之药。此方长于宣通经络、行气活血以消散痈肿，活血定痛，轻症则三丸五丸，大症则重用之。

（2）清解薄贴

组成：大生地（切薄片）、全当归（切）、羌活、黄芩、黄柏、玄参、苦参、甘草、白芷、赤芍、锦纹大黄、木鳖子。真芝麻油大锅煮沸，先入生地、木鳖子熬二十分钟，再入诸药，俟焦枯离火，用细布漉，去滓净，另入净锅，文火熬沸，乃筛细广丹，筛细定粉（即铅粉），轻轻掺入，柳木棍不住手搅匀，俟起细泡泡（火不可猛、猛则沸溢）乃滴入冷水试老嫩，以滴在水面，凝结不散，着手不黏，搓之成丸为度。若水面有油花，散开而黏手者为太嫩，再稍稍加入丹粉，若一滴入水，直沉水底，手指搓之坚硬者则太老，须用另备之炼成药油加入同调。膏成离火，预研血竭、腰黄、轻粉、银朱（最好再加麝香、冰片不拘多少）同调匀，预以大缸注水，乘膏热时倾入水中，浸至半凉时即在水中分作数团，约每团一斤许，另入瓮中，清水养之，密封候用，日久不坏，油纸摊贴。

主治：阳发红肿及溃后脓水未净者。

方义：此薄贴能消退阳发肿块，清热解毒，无论已溃、未溃俱可通用，溃后并能生肌收口，疮疡、小疖贴此膏，不必掺药，亦无不效。对于溃腐较大者，油纸摊膏不吸脓水，宜用棉纱、锌养油膏，再加提脓化腐末子为佳，至新肌已生，脓水不多，再盖用此膏，即易收口。

（3）樟丹油膏

组成：锌养粉、东丹、凡士林、樟冰同杵匀成膏（樟冰分两，须视痒之轻重，酌量，太多则痛，太少则病重药轻，亦复无效）。

主治：黄水疮，脓窠疮，游风湿注等脓水浸淫，痒不可耐者。

方义：此方乃张山雷用中西药配合的外科新用方。锌养粉为西药氧化锌的旧称；东丹为中药铅丹的别名，又称黄丹、桃丹等；樟冰为芳香中药；凡士林为西药基质。此方成膏外用，可燥湿止痒。用时患处洗涤净，擦干脓水，再涂抹此膏，一日一换，简单有效。

（4）干槌膏

组成：蓖麻子（去壳取净白肉）、大天南星（腊月牛胆汁制透）、乳香（制去油）、没药（制去油）、急性子、银朱、血竭、上好麝香。先以蓖麻子石臼中槌极细，绵稠如酱，乃入后七味，俱各先研细末，缓缓杵匀，瓷器密收听用。

主治：痈疡高肿，将欲成脓，以及阳发初起。

方义：本膏药以蓖麻为君药，银朱、急性子等为佐，消肿清解。痈疡高肿，将欲成脓，以及阳发初起来势迅速，又乳疬、乳发、胸背腹皮诸痈内夹肝胆相火者，宜用此膏黏于清凉薄贴上用之，未成可消，已成提脓，高肿易于针溃，效果佳。古书上有记载蓖麻能堕胎，也有说其流动之性较大，张山雷使用此膏时，即使孕妇肿疡，也没有禁忌，也没有因此而出现堕胎流产的。

（5）三灵丹

组成：生青龙齿、麒麟竭、明腰黄、炙龟板、红升丹、海碘仿（又名三碘甲烷）。各自研极细和匀加大梅冰片，密贮。

主治：疮疡久溃，流脓水不已，不能收口者。

方义：此方乃张山雷用中西药配合的外科新用方。海碘仿色黄气臭，能燥湿吸水。张山雷将此药合生青龙齿、麒麟竭、明腰黄、炙龟板、红升丹做成三灵丹，共奏吸收脓水、生肌收口之效。

（6）天仙丹

组成：三仙大红升丹（自炼者为佳）、天仙子、五虎拔毒丹、冰片各研细末。和匀密存。临用擦尽脓水，洗净创口，擦干，以此末细细掺遍创口，以膏盖之，一日两换。

主治：疔毒及脑疽、背疽、腹皮大痈，溃后脓多，或腐肉不脱。

方义：本方提脓拔毒，能去恶腐而不痛，吸尽脓腐，却不伤好肉，既稳妥又疗效佳。

（7）铁井阑

组成：大五倍子（去蛀屑微炒成团，候冷研细），蟾酥干（研细），藤黄（先以好醋入铜勺上微火化烊、绢漉去滓，听用），明矾（研），胆矾，大黄，皂角，白及，山慈菇，制南星。后五物先用陈米醋二大碗，文火熬浓，绞去滓，乃和入醋煮之藤黄同熬成膏。俟极浓，乃和入五倍子、蟾酥、明矾、胆矾细末，调匀，离火再上麝香细末，杵匀制成锭子，阴干收藏。

主治：痈疽大毒，疮发于骨节转侧之间。

方义：此方是张山雷的围毒移毒之法。对于痈疽漫肿无垠，根脚四散者，一般难消难发，拖延日久，必定会变幻多端，因此收束疮根一法，必不可少。而又有疮发于骨节转侧之间者，酿脓化腐，恐碍关节，亦宜外敷移毒末子，使其移至一侧，避开要害，即使成脓，也可免于损伤运动。此药用时以醋磨浓，涂抹于疮根四周，干则润之以醋，一日洗去，再涂抹。如果用来移毒，则如同上法，涂抹其一边，而涂抹处自能退肿，其毒聚集在未涂药之一边矣，这样可以保护关节不至于受损害，是避重就轻之法。

2.医案选析

（1）痈

痈者，壅也，是指发生于体表皮肉之间的急性化脓性疾病。其特点是局部光软无头，红肿疼痛（少数初起皮色不变），结块范围多在6～9cm，发病迅速，易肿、易脓、易溃、易敛，或伴有恶寒、发热、口渴等全身症状，一般不会损伤筋骨，也不易造成内陷。

陈某，男。日来溃处渐就范围，但旁边余肿有酿脓之势，且将复穿一处，所幸痛止块消，可望安澜之庆。脉形软弱，舌苔尚腻，自知体力疲弱，头目眩晕。逾甲年华，阳气先衰，稍添滋养，两调肝胃。生西贡潞一钱五分，生绵黄芪一钱五分，生白芍二钱，生鸡内金一钱，广藿梗一钱五分，制半夏一钱五分，生牡蛎五钱，生远志肉二钱，干竹茹一钱五分，象贝母二钱，老竹黄一钱，广橘红一钱，广木香六分，生玄胡一钱五分。

二诊：骨槽痈，全肿全化，已庆安澜，但微有脓水，则收口尚不宜速。眠食俱佳，脉仍细弱。当和阴养肝。砂仁末四分同打大生地三钱，贡潞参二钱，生西芪二钱，生白芍二钱，广藿梗一钱五分，广木香八分，制半夏一钱五分，生远志肉二钱，生山萸肉一钱五分，甘杞子一钱五分，川朴花

一钱五分，生玄胡一钱五分，陈枳壳五分。(《张山雷医案·痈》)

按语：该案中的骨槽痈，为结于下颌骨两侧，周延于腮腺部位，每次溃烂后，流水不止，形成漏管，而久难收口。患者为逾甲老人，气营两亏，所幸痛止块消，痈块范围也较为局限。张山雷认为，此时证属于邪去正衰，故初诊时给予扶正治法，辅以调和胃气，参以化痰软坚散结，余肿已消。二诊继续上次治法，重以和阴养肝。

（2）疽

疽是发生于肌肤间的急性化脓性疾病。其特点是初起皮肤上即有粟粒样脓头，焮热红肿胀痛，迅速向深部及周围扩散，脓头相继增多，溃烂后状如莲蓬、蜂窝。本病好发于项后、背部等皮肤厚韧之处，多见于中老年人及消渴病患者，并容易发生内陷。

案例 1

包某，男。背疽证虽不甚，形巨势高知痛，犹为顺候，但毒尚未聚，是宜温经提毒，须得脓见可妥。川桂枝一钱，西羌活一钱五分，姜半夏一钱五分，炒川芎一钱五分，全当归一钱五分，川断肉二钱，原红花一钱五分，生玄胡一钱五分，焦谷芽一钱五分，炙鳖甲一钱，广皮一钱五分，广木香八分，壳砂仁四分（打）。(《张山雷医案·疽》)

案例 2

包某，男。背疽大证愈后，时或作痒，眠食已安，而肢节酸楚，足跟隐痛，脉弦舌清。明显气营尚亏，足三阴未复。生地五钱，杞子三钱，萸肉三钱，归身二钱，潞党参二钱，沙参三钱，沙苑子三钱，山药二钱，冬术一钱五分，炙甘草四分，黄芪二钱，陈皮一钱五分，茯苓三钱，枣仁三钱，木瓜一钱五分，木香六分，砂仁二粒。(《张山雷医案·疽》)

按语：本案所述病证，即是疽证中的背疽，发生于脊背部正中，又名发背。对于背疽的诊治，张山雷独具卓见。他认为，本病属于太阳寒水之证，无论证势如何，脉必细小，舌多薄白且腻，均属于阴证，治疗当用温经宣举。方中配伍木香、砂仁调和胃气，旺盛生机，促其早愈。张山雷谓，疮疡为患，高肿知痛为吉证，平塌凹陷、顽木不痛多为凶证。而第一案患者应属于顺候。第二案中，患者背疽愈后，机体尚未恢复，足三阴未复。张山雷认为，"外疡既溃，脓毒既泄，其势已衰，用药之法，清其余毒，化其余肿而已。其尤要者，则扶持胃气，清养胃阴"。故张山雷用清养之剂，使得纳谷旺而正气充，血脉流畅而痒痛自消。

（3）流注

流者，行也；注者，住也。流注是发于肌肉深部的急性化脓性疾病，特点是好发于四肢、躯干肌肉丰厚处的深部或髂窝部，发病急骤，局部漫肿疼痛，皮色如常，容易走窜，常见此处未愈，他处又起。

张某，男。脾阳素弱，中气本寒，劳力受寒，中阳不运而经络为滞，外则畏寒冷汗，上则吐逆嗳气，下则髂根坚肿，右足不伸，脉细神疲，面色㿠白，舌苔淡滑。此系寒湿乘中，专顾中气，犹虑变端，加以泄泻，更伤其本，症情不为不险。姑先温中健脾，宣络养胃，冀得转机。炒贡潞一钱五分，炮姜炭一钱五分，原红花一钱五分，明附片六分，生芪一钱五分，生玄胡二钱，威灵仙一钱五分，广木香七分，淡吴萸十四粒，桑寄生五钱，生楝子七粒，川独活一钱五分，带壳砂仁四分，全当归二钱，制香附三钱。

二诊：昨授温中宣络，坚块稍化，按之不痛，但自觉少腹胀闷，大便昨早仍泄，小水亦少，面罩焦黑，呕当不免，脉细且迟，舌底白尖淡，仍宜踵步以进退。如内外再有转机，方为幸事。炒贡潞一钱五分，淡吴萸四分，川黄连四分，制半夏二钱，生鸡内金二钱五分，炮姜炭四分，全当归一钱五分，小青皮一钱五分，广木香七分，制川朴五分，陈木瓜一钱五分，威灵仙一钱五分，川椒红七粒，川断肉二钱。

三诊：中阳不运，缩脚肠痛，两授温养泄化，痛势稍减，漫肿依然，纳谷稍多，仍是泛呕，舌质白苔黄腻，嗳矢气，且夹食滞，再参疏化是宜。炒贡潞一钱五分，炮姜炭四分，楂肉炭二钱，炒枳壳七分，全当归二钱，淡吴萸七分，西茵陈二钱，生鸡内金二钱，生怀山药三钱，广木香八分，青皮一钱五分，陈皮一钱五分，川独活一钱，怀牛膝一钱五分，砂仁四分。（《张山雷医案·流注》）

按语： 本案为髂窝流注。本案患者脾阳素虚，故见脉细神疲，面色㿠白。因脾阳不足，寒湿侵袭，使得气血生化乏源，清阳不升，浊阴不降，上则吐逆嗳气，下则泄泻。气血不通，寒凝血瘀，终成髂窝流注。张山雷遂用温中健脾、养胃宣络之法，用药配伍缜密、轻灵活泼，三诊后，患者肿块稍化，痛势稍减，病情已有转机。

（4）瘰疬

瘰疬是一种发生于颈部的慢性化脓性疾病。因其结核多枚，累累如串珠状，故名瘰疬，又名"疬子颈""老鼠疮"。

林某，男。稚阴未充，孤阳偏旺，内热酿痰，气升为咳，入络结核，脉数，舌尚楚楚。自述咳多于午后，阴分火炎是其明证，胃纳未减。宜滋阴养液，宣络化痰。大生地四钱，大白芍三钱，象贝母三钱，旱莲草二钱，女贞子三钱，生紫菀三钱，广橘红络各八分，京玄参二钱，壳砂仁四分，昆布一钱五分，海藻一钱五分，陈胆星八分，大麦冬二钱，银州柴胡七分，丝瓜络一钱五分。

二诊：稚阴未充，偏阳独旺，午后潮热，热则干咳，胃纳甚旺，亦是火气有余，夹痰瘀结少阳之络，则瘰块累累。大生地三钱，山萸肉二钱，生白芍三钱，女贞子四钱，地骨皮一钱五分，肥知母二钱，大天冬二钱，川柏皮一钱五分，象贝母二钱，夏枯草一钱五分，昆布二钱，壳砂仁四分（打），生紫菀三钱，竹茹一钱五分，旱莲草二钱，生牡蛎五钱，生打代赭石二钱。

三诊：阴虚潮热，干咳久延，两项侧瘰疬累累，纳谷兼人脉小且数。

此先天本薄，甚非轻恙。大生地四钱，生白芍二钱，象贝母二钱，玄参二钱，竹茹一钱五分，沙苑蒺藜四钱，银柴胡一钱，淡鳖甲四钱，青蒿珠八分，紫菀二钱，大麦冬二钱，知母二钱，天冬一钱五分，条苓一钱五分。（《张山雷医案·瘰疬》）

按语：本案患者是典型的阴虚火旺证。午后潮热咳嗽，水不涵木，夹痰上逆，不仅引动肺咳，又入于少阳络中，壅阻气血，则化为瘰疬。张山雷拟滋阴养液，宣络化痰。二诊三诊时，患者依然一派阴虚火旺之征，张山雷认为此人先天体质本薄，痰瘀互结，病情缠绵，治疗应该继续化痰宣络，毓阴涵阳，但是养阴无近功，故需要久服才能见效。

（5）失荣

失荣是发于颈部及耳之前后的岩肿，因晚期气血亏乏，面容憔悴，形体消瘦，状如树木枝叶发枯，失去荣华而命名。

郎某，男。病起牙关紧急，耳后结块，于今有年。近始自溃血水，反不减。此失荣之流，最非易治。脉细极且软，虚证何疑？姑议养阴和肝，即希明哲商正。大生地二钱，石决明五钱，甘杞子一钱五分，生鳖甲二钱，生龟板三钱，丝瓜络一钱五分，炒白芍一钱五分，潼蒺藜二钱，制女贞子三钱，全当归一钱五分，陈皮一钱五分。外用黑龙丹涂敷。

二诊：失荣自溃，昨议养阴，滋水减少，而头痛不已，脉极细且软，再踵昨意。砂仁末四分同炒大生地四钱，炒萸肉二钱，生灵磁石三钱，甘杞子二钱，怀牛膝二钱，旋覆花二钱，明天麻二钱，大白芍三钱，杭菊花一钱五分，晚蚕矢三钱，原枝金石斛一钱五分（先煎），生苍龙齿三钱，生牡蛎八钱（先煎）。（《张山雷医案·失荣》）

按语：本案是失荣之证。张山雷认为，此皆由情志郁结，凝痰积络而成。该患者患病于今有年，自溃血水，其痛不减，可见病已属根深蒂固。张山雷根据《内经》"壮水之主，以制阳光"，治病求本，补肾养阴，填补下元，平肝潜阳。方中刚柔相济，水火既济。对于此病，张山雷认为，证属恶候，应自求潇洒，恬淡情怀，虽不能速求消退，亦尚可彼此相安，不至于成不治之症。若只是想求药物的神效，那是很难的。

3. 评述

张山雷对疡证的病因，有自己独特的见解。他在《疡科纲要》说："抑知证虽外发，病本内因。"疮疡虽然发于人体外部，但却与五脏六腑有着密不可分的联系。他在《疡科纲要》中还说："有内外交病而为疡者，亦有内科误治而酿成外疡者，有内病变迁而为疡者，更又有内科兼证而变生于疡者。"

关于疡证的辨证，张山雷概括为辨阴阳，辨肿、痛、痒、木，辨脓，辨脉等几个方面。首辨阴阳，张山雷不囿于疡证阴阳旧说（热证为阳，寒证为阴；红肿焮起为阳，平塌坚硬为阴），认为务必先察其人之体质虚实及经络的部位、人体的向背、病因的寒热虚实、病势之迟速、病形之深浅、肿势之坚软、痛势之缓急，结合望色辨脉，兼验舌苔，则方能辨为阴、为阳。第二，辨肿、痛、痒、木。张山雷认为，肿之形势各有不同，痛的源流亦非一致。大凡观肿之要，不以形势辨轻重，唯视病源之深浅、缓急及部位之虚实定险夷。第三，辨脓。张山雷指出俗传诸书中关于辨脓之谬误，并在《疡科纲要》中详细介绍了辨脓之法，即疮疡既成，须辨脓之成否；疮疡已溃，则又须察色辨质；察脓之色质，可以验体质之盛衰，可以决定证之险夷。第四，辨脉。疡证虽见于外，而脉见于里，张山雷针对各种脉象，切合于外疡者，详述其形态，为学习者提供参考。

疮疡的治疗，一般分为内治和外贴。张山雷尤其重视内治，在《疡科纲要》中说："证虽外发，病本因于内，故不仅大痈小疽，非通乎内科学者不能措手，即寻常疮疖亦无不与内证息息相通。岂可专治其外，而谓有全绩。"疮疡无论外形如何，必有气血津液之逆乱，或脏腑功能之失调，从内证治之，内调则外方可和谐。然而，张山雷又认为，疮疡为病，变化多端，层出不穷，虽然以内治为主，而对于外治，如消毒、止痛、去腐生新之类，须佐以二三味合宜之药，作为导引之药，内外同治。他认为，外疡的发展分为三个阶段，即初期阶段、成痈阶段和溃后阶段。对于疮疡初期阶段的治疗，张山雷强调早治，以求其消散，即"未成者，必求其消散，治之于早，虽有大证而可以消散于无形"。对于肿疡初期的消散，其禀前人之旨，强调行血、行气，因为"疡之为病，必肿必痛，其故无他，气血壅滞，窒塞不通而已"，另外，在理气散结的同时，应不忘"破除烦恼，怡情悦性，颐养太和"的精神疗法。对于成痈阶段的治疗，张山雷提出清热解毒，随证而施。他在《疡科纲要》中说，"外疡为病……外感六淫，蕴积无不化热，内因五志变动，皆有火生"，故"疮疡之病属于热者，固是最多"，但"究之热病情况，万有不齐，欲求其分量咸宜，铢两悉称，似亦不易"。对于溃后阶段的治疗，张山雷又提出"疮疡溃后重视养胃"，使纳谷旺，正气自充，虽有大疡，生新甚速。张山雷在《疡科纲要》中说："疡家药剂，必随其人之寒热、虚实、七情六淫、气血、痰浊等诸证而调剂之。"论及温养，张山雷强调温经宣络，疏而通之，但是反对不分证候虚实统称黄芪为疮家之圣药，竟以托里为能事，终致养痈贻祸。而提毒透脓法实是宣通气机、疏达腠理而已，一般疮疡，芎、归、断之属轻灵活泼足以有效，非独皂角、山甲之任也。他反对一方统百病，反对世俗"仙方""神效"之剂，反对不论寒热阴阳而温凉并用，糅杂成方，认为一病有一病之方，必须随其人之气质而变化。

张山雷虽重视内治，但也注意对外治药物的研究、筛选、使用，主张"药不必贵而奇，唯在实用而有实效"。张山雷根据前人的经验和师门传授之法，通过大量临床实践，创制了薄贴、敷药、围毒、移毒、化腐搜毒、收湿止痒、洗涤、止血生肌等各类外治药方。张山雷还主张中西汇通，取长补短，采录当时西药外用有效的碘片、石炭酸、海碘仿、水杨酸等，与中药配伍合用，可补旧法之未逮。

（二）痔

痔的发生与五脏六腑关系密切。如《丹溪心法·痔疮》中所说："痔者，皆因脏腑本虚，外伤风湿，内蕴热毒……以故气血下坠，结聚肛门，宿滞不散，而冲突为痔也。"

1. 方药选析

方名：萆薢渗湿汤加减。

组成：萆薢、薏苡仁、土茯苓、滑石、鱼腥草、牡丹皮、泽泻、通草、防风、黄柏、蝉蜕。

主治：湿热下注之臁疮。

方义：方中萆薢利水，分清化浊，为主药。薏苡仁利水渗湿，泽泻渗湿泄热，土茯苓清利湿热，滑石利水通淋，通草清热利水，共为辅佐药，使下焦湿热自小便排出。再配以清热凉血、活血化瘀的牡丹皮，清膀胱湿热、泻肾经相火、解毒疗疮的黄柏，祛风除湿的防风，清热解毒、消痈排脓、利尿通淋的鱼腥草，以增强清利湿热的效力。《本草纲目》指出，蝉蜕治头风眩运，皮肤风热，痘疹作痒，破伤风及疔肿毒疮。全方共奏导湿下行、清热利水的功效。

2. 医案选析

案例

吴某，男。湿热下注，肛痔便坚，脉来甚弦，六部一律，舌根黄腻颇厚。治宜清泄燥金。知母二钱，川柏一钱五分，怀牛膝二钱，西茵陈五钱，玄胡粉一钱五分，槐花米二钱，柏子仁三钱，白藓皮三钱，粉萆薢三钱，生苡仁三钱，玄参二钱，银花四钱，北丹皮一钱五分（《张山雷医案·痔》）

按语：病患因湿热下注，浊阴不泄，气血失畅，故肛痔便坚。肛痔为外伤风湿，内蕴热毒，湿兼血热蕴结，治疗除清热化湿，必兼以凉血，故加玄参，丹皮以清热凉血治疗血分之热。张山雷用清泄燥金之法以清热燥湿、软坚下结，使腑气自通，气血畅行。

3. 评述

痔虽临床病变大多局限在肛周、直肠等，但其发生与五脏六腑关系密切。对痔疮的辨证，张山雷不仅仅局限于下焦，而且还重视肺与大肠的表里关系，下病上取。张山雷认为，热、湿、瘀、虚是此病的主要病机，临床可分为四型，即风热肠燥型、湿热下注型、血热瘀结型、气虚下陷型。张山雷认为，痔疮多见于湿热下注，病势缠绵，若因循失治，容易酿成瘘管，故而应早期诊断治疗。

四、妇科疾病诊治

（一）月经不调

张山雷对妇科病的诊治，有着丰富的临床经验和独特的见解。他认为，"不调"二字所含之义广泛，有血瘀者，有血枯者，亦有固摄无权而崩漏者，所以在临诊时，应四诊合参，实事求是，有所偏重，不可以点概面。

1. 方药选析

方名：归脾汤加减。

组成：党参、枣仁、远志、杜仲、茯神、青皮、陈皮、黄芪、白术、龙骨、牡蛎、当归、白芍、狗脊、木香、砂仁、桂枝、银柴胡。

主治：真阴亏虚，阴虚潮热之月经逾期或不来，腰脊酸楚，目眩耳鸣，五心烦热。

方义：《素问·阴阳别论》云："二阳之病发心脾，有不得隐曲，女子不月。"张山雷用归脾汤加以益气养血、养心安神，治疗由于思虑过度而致的劳伤心脾，气血不足的月经逾期或不来。归脾汤减去龙眼肉、姜、枣、甘草，以防滋腻以助壅塞；加狗脊补肝肾强腰膝；银柴胡清虚热；桂枝通络；龙骨、牡蛎摄纳上扰心神的肝阳；青皮、陈皮、木香、砂仁行气理气，以免呆滞脾胃；在养阴药中再加温补肝肾的杜仲，温煦之性使全方阴平阳秘，而不过于滋腻阴柔。全方益气生血，滋阴清热，养心安神，适用于阴血亏虚，虚火内扰之证。

2. 医案选析

案例

魏某，女。阴血不充，肝胃浮阳易动，月事前后不定，临期厥阴肝络脉似有形块，腰痛耳鸣，齿龈肿胀，见症虽多，血虚则一以贯之。药当汛水之后，清养柔肝和胃为先。北沙参三钱，炒萸肉三钱，金铃子三钱，广木香八分，青橘叶一片，甘杞子二钱，砂仁壳四分，生厚牡蛎六钱，天仙藤六钱，鸡血藤一钱五分，原枝金石斛二钱，晚蚕矢三钱，炒白芍一钱五分。(《张山雷医案·月经不调》)

按语： 本案腰痛、耳鸣是阴血亏耗之征；厥阴肝络脉似有形块，是肝木失于涵养，失其条达之性所致。所以，张山雷认为，治宜滋阴涵木、疏肝理气为当务之急。张山雷根据有形之血不可速生之理，于经后从缓图治。他用北沙参、炒萸肉、甘杞子、原枝金石斛、炒白芍补养肝肾之阴；用金铃子、广木香、青橘叶疏理肝气，通肝络之滞；生厚牡蛎能平上逆之肝阳；天仙藤、鸡血藤行气活血通络；砂仁壳、晚蚕矢和胃祛湿，克制养阴药滋腻之性，以免滋腻之品呆滞脾胃。

3. 评述

张山雷对妇科病的治疗，有着丰富的临床经验和独特的见解。其在妇科学上的成就，集中体现在他所编辑的《沈氏女科辑要笺正》一书中。月经不调是妇科的常见疾病，他认为"不调"二字所含之义很广。他在《沈氏女科辑要笺正》中指出,"有血瘀者,有血枯者,亦有固摄无权而崩漏者",所以在临诊时要四诊合参,实事求是,不可妄图以点概面。月经不调应辨寒热虚实和禀赋不同。其在《沈氏女科辑要笺正》中,引用赵养葵所言"经水不及期而来者,有火也,宜六味丸滋水;如不及期而来多者,加白芍、柴胡、海螵蛸;如半月或十日而来,且绵延不止者,属气虚,宜补中汤;如过期而来者,火衰也,六味加艾叶;如脉迟而色淡者,加肉桂"。赵养葵治疗月经不调以"滋水为主,随证加减"。张山雷不同意赵养葵的这一观点,他在《沈氏女科辑要笺正》中指出,"六味之丹、苓、泽泻,渗泄伤阴,岂滋养之正将?不及期而经多,肝气疏泄无度,固摄犹虞不及,而赵氏欲以柴胡疏肝,为害奚若";如其绵延不绝,更必大封大补,而赵氏用补中益气汤之类,于肝肾阴虚在下之时,"欲升提以拔其根株,竟是杀人捷诀";过期而来者既是火衰,"六味之丹皮、泽泻何用?而温经之药,又岂可独恃一艾叶?脉迟色淡,亦岂专恃一肉桂?"张山雷在《沈氏女科辑要笺正》中还强调"先期有火,后期火衰,是固有之",但不能过于拘泥,"如虚不能摄,则虽无火,亦必先期,或血液渐枯,则虽有火,亦必后期"。

张山雷对于月经颜色及行经腹痛的辨证治疗,也独具特色。如前人所说经水色淡为虚寒,张山雷认为过于笼统。其在《沈氏女科辑要笺正》中,谈到经淡是"气血交亏,所以其色不能化赤,是虚字为重,寒字为轻,但宜益阴养血,而少少加温和之药以疏通之"。张山雷认为,经行腹痛的治疗应当脉证互参,方有寒热虚实可辨。《金匮要略》言:"妇人病,因虚、积冷、结气,经水断绝。"因而,张山雷认为,冷者应温经行血,《金匮要略》的归芎胶艾汤即是此证的鼻祖;结气者,自须先疏气分之滞,而调经亦必先理气,香附、乌药等皆通气分而不失于燥烈,玄胡索为血中气药,流通活泼,威而不猛,亦是良药。对于月事不来,张山雷认为,"补水、补火、补中气七字,确是挈领提纲"。此外,他还强调人之体质各有不同,用古方者，当师其意而斟酌损益，方能合辙。以上对月事不调的评述和方药，对现今临床也有指导价值。

（二）崩漏

崩漏，是指经血非时暴下不止或淋沥不尽，前者谓之崩中，后者谓之漏下。崩与漏虽然表现不同，但二者常交替出现，崩中量渐少者可为漏下，淋沥之延久，即是崩陷之先机，且二者病因病机也基本一致，故概称为崩漏。本病是妇科的常见病，也是疑难重症。

1. 方药选析

组成：生龙齿、生牡蛎、生鳖甲、潞党参、炒山萸、桑螵蛸（炙）、炒杜仲、甘杞子、生白芍、生黄芪、佛手花、绿萼梅、乌药、大生地、砂仁末。

主治：真阴亏虚，孤阳乘之之血崩经漏，腰膝酸软，头空眩晕，舌滑无苔，舌稍绛，脉细弦。

方义：方中用潞党参、甘杞子、生白芍、生黄芪补益气阴；生龙齿、生牡蛎、生鳖甲平肝潜阳，收摄龙相之火，兼有养阴之效；炒山萸、桑螵蛸收敛固摄，补益肝肾，加入杜仲以"阳中求阴"；佛手花、绿萼梅、乌药疏肝理气；于滋补之中加入大生地、砂仁末，使补而不滞。全方有滋阴潜阳，摄血止血之功。

加减：腰痛甚，可加青娥丸；出血甚，可加侧柏炭、血余炭、陈棕炭。

2. 医案选析

案例

郑某，女。冲任不摄，经漏绵延，所失不少，真阴伤矣。腰酸背痛，脉细软，治宜固摄。炒潞党一钱五分，制於术一钱五分，生打牡蛎五钱，炙桑螵蛸一钱五分，血余炭一钱五分，生玄胡一钱五分，炒厚杜仲二钱，鲜艾叶四分，广木香六分，带壳春砂仁四粒。

二诊：经漏日久，昨议补中固摄，仍是鲜瘀杂下。脉细弦涩，舌滑无苔，阴虚本质，虚阳不摄，且有干咳，宜摄纳固护奇经。西洋参一钱五分（另熬调冲），甘杞子二钱，苍龙齿二钱，生牡蛎八钱，炙乌贼骨二钱，炙桑螵蛸二钱，炒山萸肉二钱，生杜仲二钱，大生地四钱，石榴皮炭二钱，侧柏炭二钱，小蓟炭三钱，丹皮炭二钱五分，带壳春砂仁四分（杵）。(《张山雷医案·崩漏》)

按语：《素问·阴阳别论》云："阴虚阳搏谓之崩。"本案一诊重补益中气、疏肝理气、固摄止血，但在服药后仍见鲜瘀杂下，因为患者崩漏日久，病久必虚，肾阴不守，冲任失调。腰为肾之府，精亏则腰酸痛，脉细舌滑无苔均是一派肾阴亏损之征。"八脉衰于肝肾"，故在二诊中，重用生牡蛎、龙齿介类药以平肝潜阳，收纳相火；重用炙桑螵蛸、乌贼骨血肉有情之品，增强其固摄止血之功；用甘杞子、大生地和生杜仲补益元阴元阳；去炒潞党和制於术，加入寒凉的西洋参，在补气养阴之中清泄血分之热，终使血脉得静；去行气之玄胡、木香，防止破气动血；加入石榴皮炭、侧柏炭、小蓟炭和丹皮炭以收敛止血；加入香燥的砂仁，使全方补而不滞。

3.评述

崩漏为妇科重症，应基于不同的病因病机而施治。属肝经风热，震动血络者，治宜滋水清肝，以潜息其风火；属真阴亏虚，孤阳乘之者，治宜滋阴潜阳；属元气大虚，不能摄血者，治宜补气升清；属气随血耗，真阳固摄无权者，治宜温煦收摄；属瘀血成崩者，治宜开瘀行气消瘀。众多医者治疗崩漏时，多投固涩之品。张山雷对此有创新性的见解。他认为，血之所以妄行，多是龙雷相火疏泄无度。故治疗应投生龙齿、生牡蛎、生玳瑁等介类药物，潜阳收摄横逆之龙相之火，吸纳肝肾泛滥之虚阳。正本清源，不治血而血自止。此外，他还提出介类药物沉重质坚，纳入煎剂，气味俱薄，非重用不能有功。

张山雷对于一些药物在崩漏中的运用，也加以仔细的阐明以指导临床。如大多医家皆认为当归富有脂液，气味俱厚，向来被视为补血要剂，但张山雷认为"其气最雄，走而不守，苟其阴不涵阳，而为失血"。

（三）热入血室

热入血室证，主要见于《金匮要略·妇人杂病脉证病治第二十二》。该篇中共有论述"热入血室"的条文四条：其一，妇人中风……经水适断，此为热入血室，其血必结……小柴胡汤主之；其二，妇人伤寒发热，经水适来……此为热入血室，治之无犯胃气及上二焦，必自愈；其三，妇人中风……如结胸状，谵语者，此为热入血室也，当刺期门，随其实而取之；其四，阳明病，下血谵语者，此为热入血室，但头汗出，当刺期门。后人根据《金匮要略》这四条原文，提出了关于"热入血室"诊治的种种理论。

1. 方药选析

组成：橘红、茯神、生远志、天竺黄、炒枣仁、菖蒲根、瓜蒌皮、五灵脂、生牡蛎、桃仁、郁金、贝母、紫贝齿、龙齿、磁石、玳瑁。

主治：热入血室，瘀血阻络。症见发热，昼日明了，暮则谵语，胸胁下满，腹痛，二便通畅。

方义：本方选用桃仁、五灵脂、郁金活血通络，除结于血室之瘀滞；用橘红、茯神、远志、天竺黄、菖蒲、瓜蒌皮、贝母化痰开窍，配合牡蛎、紫贝齿、龙齿、磁石、玳瑁、炒枣仁安神，以应谵语神烦之症。全方化瘀行痰，佐以重镇安神，除血室瘀滞之本，并治痰郁神昏之标。

2. 医案选析

案例

祝永渊子妇，二十岁。五月二十日赴诊：二月底起寒热时病，愈后体虚未复，至四月底姅事如期而至，逮三天未净，寒热作于申酉，热时忽笑忽哭，热退即止。前医重用痰药，然素体柔脆，肤如凝脂，骨骼瘦小，寒药太过，中宫不舒，遂尔停药。嗣后寒热自解，但每觉胸中气窒，即两目上视，沉沉睡去而呓语喃喃，常与家眷亡人畅谈不休，似所见无非鬼物，不间昼夜，时且如是。呼之亦不易醒，醒则神志了然。半月以后发作渐密，饮食无多，二便如常而不多。近又衃事按期而临，先有腹痛微微，小腹膜胀，衃先见有紫色，继则为恒。今已第四日，渐以无多而胀痛已安，唯日呓语中恒述闻外不及见之人物，无不与目击者一一吻合，已到离魂景象。今日其翁视诊，见其在清醒之时，安坐内室，神清了了，但察其神气兴会全无，言语低小，酷似阴证，面色虽不萎败而凝脂白洁，大乏华彩，又似阴精消亡之象。按脉左寸关不见，右关中按弦大有力，但不甚数，尺后隐隐垂长，是心肝两脏之气遏郁不宣，宜乎魂神不安。唯忽笑忽哭起于汛后，恐是热入血室。兹当衃事，宜潜镇化痰安神，少添导痰。焦蒌皮二钱，炒枣仁四钱，辰茯神三钱，干菖蒲根一钱五分，生远志二钱，天竺黄一钱五分，大贝母三钱，黄郁金一钱五分，橘红八分，五灵脂四钱，桃仁泥四钱，生牡蛎四钱，灵磁石三钱，玳瑁片三钱，青龙齿三钱，紫贝齿五钱（后五味先煎汤代水）。(《张山雷医案·妇人杂病》)

按语：此案为热入血室误治之变证。前医认为"寒热作于申酉，热时忽笑忽哭，热退即止"，是痰火扰心之证，妄行清热豁痰开窍，终致中宫受寒，清阳不升，浊垢填塞，蔽塞灵性，神不安宅而神魂颠倒，阳气不宣而肺窍遏抑。心肝气郁，气不行则瘀痰生。张山雷谓痰涎浊腻黏韧，宜开泄化浊。他选用天竺黄、远志开泄化痰，石菖蒲根芳香化浊，焦蒌皮、橘红宽胸散结、理气化痰。此外，他还选用紫贝齿、玳瑁片、生牡蛎潜摄镇逆，灵磁石、青龙齿镇坠收摄，五药合用以镇惊安神、收敛浮游之元神；并选用枣仁、茯神养心安神，五灵脂、桃仁化瘀通络止痛。全方开泄与潜降通用，痰浊与瘀血同治，综合全面，足见张山雷心思巧妙。

3. 评述

对于热入血室的病因病机，许多医家认为是表邪乘虚入于血室，与血相搏，血结不行所致，其病因不仅有伤寒之热，还有温热、湿热等不同邪气。治疗常采用小柴胡汤。张山雷对此有不同的见解。在《沈氏女科辑要笺正》中，他指出，"以经行既净，则血室空虚，邪热乘之，陷入下焦，乃为虚证。故以柴胡提其下陷之气，参、甘、枣补中，方为对病，必非谓凡是热入血室，皆用是方。亦有经行未净，热盛瘀结，因而适断者，更当破瘀通经，尤非小柴胡之升举补中，所可妄试"。张山雷认为，在治疗热入血室时，应辨经行经断、寒热虚实，经水适断和适来，一虚一实，一补一攻，不可皆以小柴胡汤治之。热入血室无论发生在经水适来，还是发生在经水适断，均有血瘀证的发生，宜用逐瘀之品。

（四）带下病

"带下"，首见于《素问·骨空论》，分狭义、广义。狭义者，指妇女阴道内流出的一种黏稠液体，统称为白带；广义者，泛指女科发生在束带以下部位的经、带、胎、产诸疾。"带下病"中的"带下"实指狭义带下。

1. 方药选析

组成：怀山药、带壳春砂仁、潞党参、制白术、生石决明、沙苑子、枣仁、金钗斛、朱茯神、山萸肉、生鸡内金、旱莲草。

主治：阴液亏损，虚火内扰。症见带下量多，月经量减少，失眠多梦，耳鸣目眩，舌滑而光，脉浮细等。

方义：张山雷认为，女子带下之病因，总不外湿火、相火、阴虚不守三途而已。他组方总遵此病机。方中使用怀山药、砂仁、党参、白术健脾燥湿，除湿止带；加入石决明平抑肝阳，收敛相火；用旱莲草、金钗斛、山萸肉、沙苑子滋补肾水，使阴分得守；三法相合共奏止带之功。配鸡内金固精以止带，增枣仁、茯神宁心以安神，再配合其他药味标本兼顾。

2. 医案选析

案例

徐某，女。营阴久虚，肝气横逆，胃纳知饥而碍于运化，汛期转为带下。此奇经暗伤，不能化赤也。舌滑而光，夜寐不酣，目花耳鸣，无一非阴虚阳扰。先宜滋填潜阳，非可旦夕近效。潞党参二钱，枣仁泥二钱，生怀山药三钱，制白术一钱五分，沙苑子二钱，金钗斛二钱，旱莲草三钱，山萸肉二钱，生鸡内金一钱五分，朱茯神一钱五分，生石决明三钱，西藏青果八分（打），带壳春砂仁六分。（《张山雷医案·带下》）

按语：营阴久虚，冲任不足，虚阳内生，逼精外出；精不及化赤，变汛为带，病在奇经，实由肝脾肾三脏功能不调之故。本案治以滋填补肾，摄纳真阳，益气健脾为主。方中用金钗斛、旱莲草补肾阴，沙苑子、石决明平肝潜阳，山萸肉收敛固涩而补肝肾，枣泥、茯神养心安神。又因肝木克土，脾失运化，舌滑而光，是中焦气虚之证，故党参、山药、白术益气健脾，鸡内金辅助运化，砂仁补而不滞。本方以甘润之法治内生之火，与补肾阴清肝阳方有异曲同工之妙。本案病情复杂，恐非近期可以取效。

3. 评述

带下病为妇人的常见病，论述纷杂。张山雷总结《素问》数节，在《沈氏女科辑要笺正·带下》中指出，"女子带下之病因，总不外湿火、相火、阴虚不守三途而已"。至于其治法，在《沈氏女科辑要笺正·带下》中也提到，"各有对药之病，因证立方，俱有至理，不可偏废"。例如，为虚证之遗浊带下的王荆公妙香散，滋养真阴、摄纳浮阳之地黄饮子去桂附，治肝肾火亢而疏泄无度之遗浊崩带的补肾阴清肝阳方，治下元阳虚不能固摄的八味丸，治疗湿甚火炽的《本事》清心丸，以及治疗纯属虚证不能固的温柔涩法等，治法方药不可只执一端。对于虚不能固之病，张山雷的《沈氏女科辑要笺正·带下》中指出，"滋填收涩，最无近功，良以奇经滑泄，草木无情，故未易收全绩"，因而仿王孟英血肉有情、竹破竹补之法（海螵蛸一味为粉，广鱼鳔煮烂杵丸，淡菜汤下），别有慧心。在临床上用海金沙合川柏末，用猪脊髓打和丸，引清理之药直入督任，治疗阴虚有火之浊带，用之多效。

（五）恶阻

妊娠恶阻，是指妇女怀孕以后的 1～3 个月期间，出现恶心、呕吐、眩晕、胸闷，甚至恶闻食味，或食入即吐等症状。产生这些症状的原因，主要是由于平素胃气虚弱或肝热气逆，受孕后冲脉之气上逆，致使胃失和降，或引动肝热气火上冲所致。

1. 方药选析

组成：玄参、半夏、淡吴萸、川黄连、山萸肉、川续断、带壳春砂仁、生鸡内金。

主治：肝火犯胃，胃气上逆而致的泛恶呕吐，纳谷碍化。

方义：方中淡吴萸、川黄连清泻肝火，降逆止呕；半夏祛痰止呕；山萸肉摄纳肝阳，补益肝肾；玄参清热凉血；生鸡内金消食导滞，健运脾胃；带壳春砂仁行气去湿，止呕安胎；川续断补肝肾、固冲任而安胎。此为治疗肝火犯胃而致的恶阻之常用方。

加减：胁肋疼痛，加乌药、金铃子、木香；腹痛，加木瓜、陈皮、木香；失眠头晕，加生地、枸杞子、女贞子。

2. 医案选析

案例

汪某，女。肝胃宿恙，兹以信阻四月，痛势颇剧，呕吐频频，痛时四肢厥冷，肩背掣痛，脉尚流利而带弦劲，舌质不腻。顺气温燥，非可恣投，暂且摄纳肝胃。炒山萸肉一钱五分，炮姜炭四分，台乌药一钱五分，川黄连三分淡吴萸一粒同炒，川椒红七粒（去目炒），紫苏叶三分，制半夏八分，甘杞子一钱五分，金铃子一钱五分，川断三钱，木瓜一钱五分，川朴花一钱，白砂壳三分。

二诊：麟体四月，素有肝胃宿恙，近稍加甚。但此数日来，痛已不作，唯清涎未免上泛。昨议温养，两和肝胃，益养肾阴，今天胃纳尚安。仍守昨意踵步，不妨多服数剂，真液渐充，可冀肝气驯服。砂仁末四分同炒生地一钱五分，生萸肉二钱，女贞子二钱，煨姜炭三分，台乌药一钱，制半夏七分，川黄连一分同炒淡吴萸七粒，益智仁八分，甘杞子二钱，金铃子一钱五分，宣木瓜一钱，川断肉一钱五分，广木香一钱五分，广藿梗一钱，绿萼梅八分。（《张山雷医案·恶阻》）

按语：张山雷认为，此案患者本有肝胃宿恙，胃气本已虚，因肝气有余，又胎元结于腹中，阻碍脏腑气机，脾不升清，故水谷精微凝结为痰饮，窒塞于胃，再加上胎阻气盛，肝气乘虚上逆，痛呕并作，病情颇剧。脾阳受阻不得温煦，则四肢厥冷。证属肝失疏泄，横逆犯胃，所以宜先平肝和胃，辛开苦降治之。然而肝胃之病，刚燥宜忌，又因怀胎四月，阴血养胎，更形有亏，故张山雷用益肾敛肝之药，收摄肝气。

3. 评述

对于妊娠恶阻的病机，张山雷在《沈氏女科辑要笺正·妊娠恶阻》中指出，由"胎元乍结，真阴凝聚于下，不得上承，而虚阳泛越"所致，所以病之本在于肝和胃。对于恶阻的治疗，他认为，"呕吐皆肝气上逆"，治疗宜开泄降逆，滋养肝阴，再加以健脾化痰定喘之品，标本兼顾。张山雷认为，呕之甚者，即不吐蛔，用乌梅丸亦佳，以酸收合苦辛，涵敛而亦能运化，斡旋枢机，最有妙理，并喜用川椒红、乌梅炭、细辛（少量）。

（六）产后病

产妇在新产后及产褥期内发生的与分娩或产褥相关的疾病，为"产后病"。孕妇分娩后，母体恢复至孕前状态的一段时间称为产后，亦称"产褥期"，一般为六周，故也有"弥月为期""百日为度"之说。

1. 方药选析

组成：人参、生黄芪、乳香、没药、甘杞子、带壳砂仁、山萸肉、炒白芍、生牡蛎、龙骨、枣仁泥、陈皮。

主治：产后血崩，元气大虚。

方义："有形之血不能速生，无形之气所当急固"，方中用人参、生黄芪补益中气，甘杞子、白芍滋养肝肾阴血，龙骨、牡蛎摄纳元阳、重镇安神，山萸肉补益肝肾、收摄止血，枣仁养血安神，稍用乳香、没药、陈皮行气活血止痛、去瘀陈莝，砂仁使补而不滞。因川芎、当归味辛、动血之性，逢血证，张山雷常将其列为禁品，而善用潜纳固涩之品，如龙骨、牡蛎等介类药。

加减：如血崩严重，可加入血余炭、棕榈炭，也可以加入血肉有情之桑螵蛸、乌贼骨。

2. 医案选析

案例

陈某，重九后一日：七月十七日小产后鲜瘀杂下，淋沥不绝。八月初旬崩中数次，所失甚多，迄今未止，时且大下，脉细小，胃纳尚安。去岁七月亦曾小产。党参一钱五分，冬术一钱五分，炮姜四分，乌贼骨二钱，当归炭二钱，陈棕榈炭三钱，柏叶炭三钱，青皮一钱，陈皮一钱五分，黄芪一钱五分，白芍二钱，牡蛎一两，桑螵蛸二钱，木香五分，阿胶珠一钱，砂仁壳四分。（《张山雷医案·产后病》）

按语：患者因多次小产和崩漏，气血耗竭，古亦有"产乳众而血枯卒死者颇多"之说，治宜补气养血、益气摄血。方中党参、冬术、黄芪、白芍、阿胶珠峻补气血；气为血帅，气调则血不妄行，故调经必先理气，方中用青皮、木香、陈皮行气调气，但香燥之药，重用固是破耗，轻用则无行气之效，所以此类药的运用应斟酌分量，使之理气而不破气；崩漏不止，皆因为水不涵木，肝阳不藏，肝之疏泄太过，故重用牡蛎以收摄肝肾之虚阳，正本清源，此为正治之法；当归炭、陈棕榈炭、柏叶炭收敛止血，有情之桑螵蛸固摄止血，标本兼顾；稍加炮姜温中散寒，温煦脾阳，扶持后天生命之机；加用砂仁，使得大滋大补而无呆滞之象。全方组方精妙严谨，为产后血崩，气血大伤之良方。

3. 评述

产后血崩，张山雷认为，脱血既多者，必以补脾养胃，峻滋肝肾真阴，而合封固摄纳为治。产后血崩，亦应辨别是否有瘀。瘀而腹痛，血行则痛止；崩而腹痛，血止则痛止。血停腹中，欲出未出之际，即成紫色，不能认定血色紫黯即为瘀血，若血色紫黯成块成片者，可用导滞消瘀之法。张山雷治疗产后气随血脱，元阳耗伤，不能摄血，导致产后血崩，症见鲜血淋沥不绝或鲜血直下，冷汗，神差，脉细小者，即认为"血去既多，气随血耗，真阳往往无权"，结合脉象舌苔症状，判定为阳虚证，宜用温煦之品，而温煦之药，乃温和之温，非辛燥大热一类。治疗以大补元气，收摄止血为主，兼以化瘀、行气之法，如常用党参、冬术、炮姜、乌贼骨、当归炭、陈棕榈炭、柏叶炭、青皮、陈皮、黄芪、白芍、牡蛎、桑螵蛸、木香、阿胶珠、砂仁壳等。

此外，张山雷认为，气为血帅，气调则血不妄行，凡是血病，气故无不先病者。崩漏本为气不摄血，血妄行无度，或气虚下陷，不能升举，又可兼有气中夹火，肝火内扰，故治疗时气药皆当随宜佐使，必不可缺。在气药的使用方面，张山雷认为香燥之品慎用，但也不可过度忌用。比如玄胡为血中气药，为理气良药，不可因只知其破瘀而忌用。

五、儿科疾病诊治

（一）急惊风

急惊风是一种小儿常见的危急重症，可发生于多种疾病的过程中，临床以抽搐并伴有神志障碍为特征，多由外感时邪、内蕴湿热和暴受惊恐而引发。

1. 方药选析

组成：北沙参、龙齿、牡蛎、磁石、浙贝母、钩藤、丹皮、石决明、胆星、白芍、栀子、旋覆花、瓜蒌皮、天麻、丝瓜络、万应锭。

主治：真阴亏虚，肝阳化风，气血夹痰浊上扰，可见急惊、抽搐、牙关紧闭。

方义：方中北沙参、白芍养阴，天麻、钩藤、石决明、龙齿、牡蛎、磁石重镇潜阳、息风止痉，胆星化痰止痉，丝瓜络通经化痰，浙贝母化痰止咳，旋覆花、瓜蒌降气，栀子、丹皮清泻肝火，万应锭清热解毒镇惊。全方滋阴潜阳，化痰息风，对于阴虚阳亢型惊风、抽搐有效。

加减：若痰涎多，加天竺、贝母、菖蒲、远志；若便秘，加柏子仁、当归、龙荟丸。

2. 医案选析

案例

包某，女，十四岁。八月初六诊：二十七日闻雷惊仆，初尚相安，至初二午后天阴又生恐畏，乃蒙被蜷卧，惊怯异常，竟至毫不识人。按脉六部滑大，重按相等，左手较为有力。病情不可谓不奇，总是因惊气乱，气血上涌，亦脑经之一病耳。面赤唇红，舌色亦鲜红无苔且润，大腑四五日未行。姑先镇坠摄纳开痰以通大腑，冀地道一通，下行为顺，庶有瘳乎。

龙齿三钱，牡蛎一两，石决明一两，胆星一钱五分，竺黄一钱五分，菖蒲八分，大贝母三钱，茯神二钱，郁金二钱，柏子仁二钱，连翘心一钱五分，玄精石三钱，当归龙荟丸四钱（包煎），生铁落二两（生煎代水）。(《张山雷医案·急惊风》)

按语：张山雷认为，此案急惊风为上冲之气血夹浊痰震扰脑经所致。对于此症，张山雷明确提出当用"下法"，以下行为顺，使气火不冲而惊搐可已。他用咸寒沉降药物牡蛎、石决明定奔腾之气火；用金石类药物龙齿、玄精石、生铁落镇坠收摄；用胆星、竺黄、大贝母泄化上行之痰；用气味芳烈、味亦浓厚的菖蒲涤降垢腻；用当归龙荟丸通地道，使气机下行。综上，此案之治，镇坠摄纳，化痰通腑，无一不是"下之"用也。

3.评述

张山雷对于世俗所谓的惊风，肯定了喻嘉言的"热、痰、风、惊"四字定论，结合西学之血冲脑经说，深究其理。因为内热燔炽，气火上冲，冲激震动脑之神经，遂令知觉运动失去其功用。张山雷言其病机不离阴虚于下，阳浮于上。惊风又有急慢之分。对于小儿急惊风，张山雷认为是由于"肝火陡动或热极生风，气血上冲，震扰脑经"所致。故在《小儿药证直诀笺正》中指出，"苟能平肝降火，息风潜阳，使其气血镇定，不复上扬，则神经不受震撼，诸恙可平"。而其证多有痰涎盘踞者，上冲之气血夹胸中固有之浊涎上涌。因此，治疗"当下"，以下行为顺。同时，张山雷在《小儿药证直诀笺正》中指出，痰是有形，而无形之气火尤为猛烈，一经攻下，则无形之气、有形之痰，顷刻下坠，无不捷效之理。所以"下"，并非只指大黄、芒硝、牵牛、巴霜等药峻猛攻下，顺气降火、开痰潜阳亦为下法。另外，张山雷认为，慢惊风是由吐泻太过，或寒凉攻伐无度而成，此时脾肾阴阳两虚，绝脱于下，而浊阴之气亦复上升，冲激入脑，震动神经而抽搐。对于此证的治疗，不仅仅以温和平淡之剂可以有效，非大温大补不能回黍谷之春。

（二）疳积

疳积又称疳疾、疳证、五疳、诸疳等，被中医学列为儿科"四大证"之一。疳积是指小儿脾胃虚弱，运化失宜，导致气液耗损，饮食不为肌肤，气血不荣，外形干枯羸瘦，或者腹部胀大，青筋暴露，形体疲惫，缠绵难愈，甚至严重影响生长发育，导致不良后果的一种慢性疾患。古人认为"疳"的含义有二：小儿恣食肥甘生冷等物，严重影响脾胃功能，形成积滞，日久成疳；或者气液干涸，身体羸瘦，形成干疳。二者合称为"疳证"。

1. 方药选析

组成：沙参、木香、使君子、山楂炭、鸡内金、五谷虫、白术、炮姜、青皮、干蟾腹、槟榔、砂壳。

主治：脾虚虫积。

方义：方中以沙参、白术、炮姜益气养阴健脾，山楂炭、鸡内金、五谷虫消食疗疳，木香、青皮行气止痛，砂壳芳香燥湿行气，使君子、槟榔、干蟾腹杀虫消积。全方健脾助运，杀虫疗疳。

加减：如阴虚口渴、便结，加山药、石斛；见潮热盗汗，加银柴胡、鳖甲。

2. 医案选析

案例

徐幼，七岁。四月三日：疳积腹膨脐突，大肉尽削，舌光淡白，脉数不细，夜热两月，先前有汗，今已无汗，此疳劳重症。北沙参三钱，炮姜五分，干蟾八分，炙甘草四分，冬术一钱五分，鸡内金二钱，五谷虫一钱，潞党参一钱五分，银柴胡一钱五分，鳖甲三钱，杞子二钱，木香五分，青皮一钱。

十六日：改去五谷虫，加使君子肉八分。（《张山雷医案·疳积》）

按语：张山雷认为，治疳"虽不可不化积滞，而养胃存津尤为必要"。本案患者大肉尽削，为疳积重症，张山雷着重于扶助脾胃，益胃养津，方用党参、白术、炮姜、沙参、党参、炙甘草、杞子养阴生津，鸡内金、五谷虫、干蟾健胃消食，银柴胡、鳖甲养阴清热。全方平和，以求固护津液，健运脾胃，治病求本。

3. 评述

小儿五脏虚证皆谓之疳，故有五疳之说。脾胃病最为常见，小儿嗜食，脾胃虚弱，能容不能化，饮食积滞又容易产生内热，从而产生疳积的一系列症状。张山雷大为赞同钱仲阳的"疳皆是脾胃之病，由伤津液而来"之说，认为诸疳"虽似分途，而致病之源，止有两道"。第一，幼儿嗜杂食无度，而脾运不化，积滞而生内热，导致孩子腹胀、消瘦，一般都是因为父母溺爱，唯求其能食之祸；第二，攻伐太过，脾阴日伤，津液耗损而生内热，气不运则腹自膨。因此病分虚实两端，所以张山雷在《小儿药证直诀笺正·诸疳》中记载了治疳之法，即"虽不可不化积滞，而养胃存津，尤为必要"，主张扶脾健胃、消积疗疳同施。对于腹大而嗜食泥土者，是为癖积，张山雷多投使君子、雷丸、鹤虱等驱虫药，推崇仲景乌梅丸；对于有积热者，喜用干蟾皮、五谷虫、槟榔。张山雷强调养胃生津，对钱氏白术散的评价极高，谓"钱氏白术散一方，养胃生津液，鼓舞中州清阳之气，而不升提以摇动肝肾，为脾胃家之良方"。张山雷治疳还注重营养疗法，讲究生活卫生习惯，以增加临床疗效。

张山雷

后世影响

一、历代评价

张山雷负笈从师于黄墙朱阆仙时,已是三十岁。其在临终前的自挽联中写到"一伎半生,精诚所结"。张山雷享年 62 岁,步入医界 32 年,即"一伎半生"。在这半生中,张山雷勤于临证与教学,20 多年孤灯相伴,呕心沥血,留以后人约 300 万字的著作,实在是惊天地、泣鬼神!他治学严谨,博览群书,见解独特。张山雷用尽毕生精力致力于中医学,兢兢业业,后因劳积去世。

兰溪医校教员汪艮庵称:"张山雷之于校固薪尽火传,而其学说复风行渐远,傥所谓不朽之业非耶。张山雷之所著常存,胸襟识力,并声音笑貌,犹仿佛遇之,谓张山雷至今存可也。旅瘗于兹土,而被其泽者,咸思极称而获持之,即以兰皋为桐乡,亦何不可。"

上海名医张赞臣曰:"毕世在医林奋斗,当兹夷夏纷争,谁是健者,公为健者;二张乃吾道干城,不幸先后殂谢,河北一人,江南一人。老宗台张山雷,学问渊博,著作等身,历主医校教务,发扬国医学术,与盐山张锡纯君堪称一时瑜亮。"

中央国医馆编审员周柳亭赞张山雷"力挽狂澜,以期中医之不至坠灭"。原兰溪中医专门学校监学沈湘渔言:"火烬薪传,张山雷不死。室迩人远,老友何堪。"张山雷与盐山张锡纯(寿甫),慈溪张生甫(国华)齐名,后世称其为"三张三达"。

二、学术传承

张山雷善于将理论和实际相结合,钻研理论,验于临床,敢于指出前人之不足，阐明己见，在脉诊、中药、内科、外科等方面都有独特的见解，尤其是创立了内风八大治则（开闭、固脱、潜镇、开泄、顺降、培养、滋填、宣通），著有《中风斠诠》，融汇古今，参考西学，丰富和完善了中风病的诊治理论，在中风病的诊治方面积累了丰富的经验，集中地反映了近代中风病诊治的发展成就。其集近代中风病学术之大成，对后世认识中风影响极大。或许是所处历史时代的局限，张山雷所处的时期，西医学的发展未达到今日之水平，张山雷只知"血冲脑"，难免会以偏概全，书中皆以"血冲脑"做比喻，有时会显得牵强。另外，张山雷个人学术的观点偏见，对于一些中风病的认识和治疗，尚有欠妥。正如冉雪峰所言："张氏笃信内风，拘于肝阳化风一说，局于潜阳息风一义，不知外风、内风不过脑病因素之一，脑之所以能致此等证象者甚多。"

张山雷与其师朱阆仙，以讲求进步、实力竞争为职责，以"发扬国粹、造就真材"为办学宗旨，建立了黄墙朱氏私立中国医药学校。从办学开始，张山雷广泛涉猎了中医教育所需要教授的各门功课，精选出 108 种典籍，作为编写教材和学生平时学习的参考文献，对《难经》《沈氏女科辑要》《小儿药证直诀》等进行了笺正。在校期间，张山雷重视师资的选择和培养，完善了学制和课程的设置，还举办各种学术活动，开展学术争鸣；建立奖惩制度，鼓励学生上进；开展函授教学，弥补办学不足等。这些教育制度的建立，对中医教学模式的规范化起到了积极的作用，至今仍有参考价值。在近 20 年的教学生涯里，张山雷培养了很多知名医家，包括南京中医药大学著名针灸专家邱茂良教授、浙江医院已故副院长吴士元主任医师等，还使兰溪作为江南中医药之乡而名震四方。由此，可以说近代全国各地中医药院校的建立，无不以黄墙朱氏私立中国医药学校为标杆及楷模。

三、后世发挥 🦩

（一）对经典理论的发挥

张山雷熟读经典著作，研究各家学说，在临证中以经典为本，博古通今，于各科均有建树。后世诸多医家在此基础上，认识到只有在熟读静思《黄帝内经》《难经》《伤寒论》《金匮要略》等经典论著的基础上，夯实中医基础理论之根基，广泛地汲取前人之理论和经验，才能博采众家之长，学习到先贤之另辟蹊径独到的观点、经验，积累丰厚的理论经验；才能行之有效地将理论知识用于临床实践中，勤于思考，提出自己独特的见解，才能跳出已知、探索未知、创新中医理论、创新临床诊治。

（二）对中风病诊治的发挥

张山雷提出了"内风血冲脑经说"的中风病病机新学说，并据此立"闭证宜开、脱证宜固、肝阳宜于潜镇、痰涎宜于开泄、气逆宜于顺降、心液肝阴宜于培养、肾阴渐宜滋填、偏瘫宜于宣通"的治疗八法，为临床诊治中风提供了新思路和方法。后世诸多医家在探索、研究张山雷中风学术思想后，指出"中风八法"主要针对中风病急性期，在临证中运用"中风八法"对中风病急性期分步骤、分层次进行辨证施治，常获得柳暗花明之效。如有医家在诊治因肝阳上亢、痰涎壅滞所导致的中风病急性期时，采用张山雷提出的"肝阳宜于潜镇、痰涎宜于开泄"的方法，给予患者平肝化痰理气汤药的治疗，临床疗效明显。但同时，张山雷的"中风八法"仍需进一步探讨。

综上所述，张山雷不愧为近代杏林之大师。他30岁步入医界，悉心学习，精于教学，勤于临证，行医20多年，孤灯相伴，呕心沥血，留给后人约300万字的著述。临终前对自己的一生总结道："一伎半生，精诚所结，神鬼可通，果然奇悟别闻，尽助前贤，补苴罅漏；孤灯廿载，意气徒豪，心肝呕尽，从此虚灵未泯，惟冀后起，完续残编。"张山雷以经典为本，博古通今，建立了自己独特的学术思想；其精研典籍，精于辨证，选方有道。他将理论和实践反复印证，以求得真解。他对其他医学著作，根据时代、气候等客观缘由，明确其形成的渊源，加以评议，见解中肯，言之有理。张山雷为发扬中医学术，从理论、临证、教育等方面穷其一生精力，其毅力与精神值得称赞。

张山雷

参考文献

［1］清·张山雷. 医事蒙求［M］. 上海：嘉定张氏体仁堂，1934.

［2］清·张山雷. 沈氏女科辑要笺正［M］. 上海：上海科学技术出版社，1958.

［3］清·张山雷. 小儿药证直诀笺正［M］. 上海：上海卫生出版社，1958.

［4］清·张山雷. 藏府药式补正［M］. 上海：上海科学技术出版社，1958.

［5］清·张山雷. 疡科纲要［M］. 上海：上海科学技术出版社，1959.

［6］清·张山雷著；吴文清点校. 中风斠诠［M］. 福州：福建科学技术出版社，2005.

［7］清·张山雷著；崔京艳点校. 脉学正义［M］. 福州：福建科学技术出版社，2006.

［8］清·张山雷著；程东旗点校. 本草正义［M］. 福州：福建科学技术出版社，2006.

［9］清·张寿颐著；鲍健欣，李海英，张玉萍点校. 张山雷医书二种［M］. 福州：福建科技出版社，2008.

［10］清·张山雷著；刘丽莎点校. 张山雷医话医案［M］. 天津：天津科学技术出版社，2010.

［11］清·张山雷著；樊岚岚点校. 难经汇注笺正［M］. 天津：天津科学技术出版社，2010.

［12］清·张山雷著；樊岚岗，刘智利点校. 古今医案平议［M］. 天津：天津科学技术出版社，2010.

［13］清·张山雷著；王国炜，郝鸿宇等点校. 张山雷医学丛书·中风斠诠［M］. 太原：山西科学技术出版社，2012.

［14］清·张山雷著；王国炜；郝鸿宇，王孝军等点校. 张山雷医学丛书：籀簃医话·籀簃谈医一得集［M］. 太原：山西科学技术出版社，2013.

［15］中华全国中医学会浙江分会，浙江省中医药研究所.医林荟萃第5
　　　辑·浙江省名老中医学术经验选编——张山雷学术经验专辑［M］.
　　　杭州：浙江省卫生厅，1981.

［16］浙江省中医药研究所，浙江省兰溪县医科所.近代名医学术经验选编
　　　张山雷专辑［M］.北京：人民卫生出版社，1983.

［17］卢祥子.历代名医临证经验精华［M］.重庆：科学技术文献出版社重
　　　庆分社，1990.

［18］浙江省中医管理局《张山雷医集》编委会.张山雷医集［M］.北京：
　　　人民卫生出版社，1995.

［19］单书建，陈子化，徐杰.古今名医临证金鉴·妇科卷（上卷）［M］.
　　　北京：中国中医药出版社，1999.

［20］单书建，陈子化，徐杰.古今名医临证金鉴·儿科卷（上卷）［M］.
　　　北京：中国中医药出版社，1999.

［21］刘柄凡，周绍明.湖湘名医典籍精华·医经卷·温病卷·诊法卷
　　　［M］.长沙：湖南科学技术出版社，2002.

［22］周仲英.中医内科学［M］.北京：中国中医药出版社，2010.

［23］李曰庆.中医外科学［M］.北京：中国中医药出版社，2010.

［24］严世芸.中国医籍通考·第4卷［M］.上海：上海中医学院出版社，
　　　2010.

［25］王咪咪.张山雷医学论文集［M］.北京：学苑出版社，2011.

［26］张济民.讨论张山雷论柴胡的禁忌问题［J］.中医杂志，1962，12：
　　　24-25.

［27］邵宝仁.张山雷先生学术经验和治学方法［J］.浙江中医药大学学报，
　　　1979，3：30-31.

［28］邵宝仁.张山雷先生的学术经验和治学方法（续完）［J］.浙江中医药
　　　大学学报，1979，4：31.

［29］郑秋兔.张山雷评按张伯龙《雪雅堂医案》选辑（上）［J］.山东中医
　　　学院学报，1980，2：41-44.

［30］郑秋兔.张山雷评按张伯龙《雪雅堂医案》选辑（下）［J］.山东中医
　　　学院学报，1980，3：7-11.

［31］魏治平.试论张山雷的疡科学术经验［J］.湖北中医杂志，1980，5：
　　　37-39.

［32］刘万山，宫崇哲.试谈祖国医学对中风的论述［J］.黑龙江中医药，
　　　1982，3：8-11.

［33］张山雷手编，邵宝仁整理.张山雷论引火归原［J］.浙江中医学院学
　　　报，1982，（6）：36.

［34］郑秋兔.张山雷医案选按［J］.江苏中医杂志，1982，（2）：33.

［35］张山雷，邵宝仁，连建伟.张山雷评濒湖治脾胃案［J］.浙江中医学
　　　院学报，1982，5：22.

［36］应志华.张山雷应用介类药的经验［J］.浙江中医药大学学报，1983，
　　　（3）：34-35.

［37］李官火.《中风斠诠》平议［J］.浙江中医学院学报，1984，8（6）：6-8.

［38］郑秋兔.张山雷评注《黄醴泉医案》医案选按［J］.江苏中医药，
　　　1984，1（36）：36.

［39］许芝银.略述张山雷的外科学术思想［J］.南京中医学院学院，1984，
　　　4：51.

［40］叶可夫.张山雷运用温经宣络法治疗脑背疽之经验［J］.北京中医杂
　　　志，1985，1：19-20.

［41］来春茂.中风不可妄用再造丸［J］.云南中医杂志，1985，（4）：

46-47.

［42］叶显纯.试论张山雷对中药学的贡献［J］.上海中医药杂志,1986,6:
27-29.

［43］王广尧.张山雷《中风斠诠》学术思想浅析［J］.吉林中医药,1986,
（2）:35-36.

［44］李彪.张山雷《疡科纲要》的学术成就［J］.湖南中医学院学报,
1986,（2）:38-39.

［45］梁明达.试论《沈氏女科辑要笺正》之价值［J］.浙江中医学院学报,
1987,11（3）:31-32.

［46］孙启明.张山雷对中西外科药联用的实践［J］.中西医结合杂志,
1987,7（1）:55-56.

［47］沐明.浅谈张山雷调治月经病的学术经验［J］.浙江中医学院学报,
1987,11（1）:44-45.

［48］高尚社.近代名医张山雷治疗疡证精粹偶拾［J］.吉林中医药,1990:
38-39.

［49］李德成.张山雷《中风斠诠》学术思想探要［J］.中医药研究杂志,
1990,（5）:40-41.

［50］李古松.张山雷《疡科纲要》探赜［J］.福建中医药,1991,22（2）:
61-62.

［51］程志清,郑红斌.《脉学正义》的学术特点和成就［J］.浙江中医学
院学报,1991,15（2）:33-35.

［52］张均克.张山雷对中风病学的贡献［J］.中医药学报,1991,（6）:7-10.

［53］王静怡,王宗江.论"三张"对中风病诊治的贡献［J］.陕西中医学
院学报,1992,15（1）:13-14.

［54］李传方,罗绮.张山雷治疗胃脘痛经验探析［J］.中国临床与保健,

1992，4（2）：58-59.

［55］叶显纯.张山雷《本草正义》评注（二）［J］.医古文知识,1992，（4）：
43-44.

［56］叶显纯.张山雷《本草正义》评注（三）［J］.医古文知识,1993，（1）：
41-42.

［57］叶显纯.张山雷《本草正义》评注（四）［J］.中医药文化,1993，（2）：
45-46.

［58］叶显纯.张山雷《本草正义》评注（五）［J］.中医药文化,1993，（3）：
36-38.

［59］叶显纯.张山雷《本草正义》评注（六）［J］.中医药文化,1993，（4）：
30-31.

［60］叶显纯.张山雷《本草正义》评注（七）［J］.医古文知识,1994，（2）：
22-24.

［61］王锡贞.试论张山雷妇科学术成就［J］.浙江中医学院学报，1994，
18（3）：37-38.

［62］赵根炎.张山雷治肝病用药经验述评［J］.北京中医，1994，（4）：
48-49.

［63］王锡贞.论张山雷对中医教育事业的贡献［J］.中医教育,1995,14(3)：
44.

［64］徐泉玉.张山雷治疗中风学术思想探析［J］.浙江中医杂志，1996，8：
363-364.

［65］程如海.张山雷治疗中风八法探讨［J］.四川中医,1996,14（12）：1-2.

［66］忻家础.张山雷善用微贱之品举隅［J］.中医教育，1996，15（3）：
43-44.

［67］忻家础.从《本草正义》看张山雷的药学成就［J］.浙江中医杂志，

1996，（9）：406.

［68］钱俊华.张山雷《药物纲要》的学术特色［J］.浙江中医学院学报，
　　　1996，20（5）：51-52.

［69］俞欣玮，姚真敏.从《病理学读本》探张山雷学术思想［J］.浙江中
　　　医学院学报，1996，20（2）：31-32.

［70］王英，盛增秀.张山雷在中医文献整理研究上的贡献［J］.中医文献
　　　杂志，1997，（4）：34-35.

［71］颜永潮，应志华.杏林巨匠一代宗师［J］.中医教育，1997，16（6）：
　　　36-37.

［72］王英，盛增秀.张山雷在中医文献整理研究上的贡献［J］.中医文献
　　　杂志，1997，（4）：34-35.

［73］吴中云.医林巨擘张山雷［J］.科技潮，1999，（4）：78-79.

［74］冯禾昌，叶明柱.略评张山雷对经络腧穴学的贡献［J］.中国针灸，
　　　1999，（1）：56-57.

［75］李官火.张山雷用药经验管窥［J］.浙江中医杂志，2000，35（9）：
　　　414.

［76］刘向哲，张鲁峰等.张山雷治疗中风八法［J］.河南中医，2001，21（2）：
　　　34-35.

［77］孙凌波.《本草正义》论炮制［J］.浙江中医杂志，2001，（4）：166.

［78］叶建红，汪建国.张山雷脉学特色浅识［J］.陕西中医，2002.23（12）：
　　　1107-1108.

［79］周辉.张山雷治疗中风的脉因证治［J］.辽宁中医杂志，2003，30（10）：
　　　786.

［80］叶敏瑞，叶航.张山雷评张伯龙医案5则［J］.浙江中医杂志，2004，
　　　（6）：263.

［81］叶敏瑞，叶航.新发现的《张山雷传》及有关资料［J］.浙江中医杂志，2004，（9）：395.

［82］王英.略论张山雷张山雷的治学精神［J］.《中医杂志》创刊五十周年纪念会暨全国中医药发展高级论坛，2005.

［83］叶敏瑞，叶航.张山雷评《醴泉医案》选［J］.浙江中医杂志，2005，5：217.

［84］蒋立标.张山雷临床运用炮制品之经验简析［J］.实用中医内科杂志，2005，19（2）：104.

［85］蒋立标.张山雷应用丸方治疗慢性病的经验［J］.中医药临床杂志，2005，17（3）：215.

［86］叶敏瑞，叶航.张山雷评《醴泉医案》选［J］.浙江中医杂志，2005，5：217.

［87］蒋立标.《张山雷医案》用药特点浅析［J］.实用中医内科杂志，2005，19（1）：20.

［88］王英，盛增秀.集中医文献学家教育家临床家于一身的张山雷［J］.中华医史杂志，2006，36（1）：14-17.

［89］李俊红.张山雷"中风八法"浅析［J］.中国中医急症，2006，15（7）：772-773.

［90］近代名医张山雷［J］.中医药临床杂志，2007，19（5）：封2.

［91］季伟苹，陈沛沛.略谈"海派中医"特征及形成的历史动因［C］.首届国学国医岳麓论坛暨第九届全国易学与科学学会研讨会、第十届全国中医药文化学会研讨会论文集，2007，200-203.

［92］赵德喜.从《中风斠诠》看张山雷中风病学术思想［J］.中华中医药学刊，2008，26（8）：1722-1723.

［93］刘冬玲，吴鹏亮.张山雷《中风斠诠》学术思想研究［J］.陕西中医，

2008，29（10）：1349-1351.

［94］汤川安.评张山雷《中风斠诠》［J］.光明中医，2008，23（3）：295-297.

［95］王磊，李峨.外科疮疡的阴阳辨证解析［J］.江苏中医药，2009,41（8）：9-10.

［96］宋培瑚.《中风斠诠》学术思想撷菁［J］.辽宁中医药大学学报，2009，11（10）：8-10.

［97］王硕，齐文升.张山雷"中风八法"临床应用［J］.中国中医急症，2010，19（8）：1376-1377.

［98］王峰.张山雷释《难经》三焦概念［J］.浙江中医药大学学报，2012，36（11）：1161-1164.

［99］贝新法.张山雷拾遗［J］.首届全国民间中医药开发工程大会，2012.

［100］王美洪.张山雷医案选析［J］.医药前沿，2012，2（17）：322.

［101］贝新法，贝芹，江凤鸣等.张山雷事迹医史拾遗［J］.世界最新医学信息文摘，2013，13（3）：54-56

［102］安国文，李和平.张山雷"中医八法"临证应用探讨［J］.新疆中医药，2013，31（3）：1-3.

［103］陈从勇.《中风斠诠》中风学探讨［J］.医学信息，2013，（13）：586-588.

［104］安国文.张山雷《中风斠诠》学术思想研究［D］.新疆：新疆医科大学中医学院，2013.

［105］赵艳青，滕晶，娄政驰.张山雷《中风斠诠》中风病"闭"、"脱"证治探讨［J］.中国中医急症，2014，23（5）：883-884.

［106］董利利，李绍林，王春峰等.张山雷《本草正义》之学术思想述要［J］.世界中西医结合杂志，2014，9（6）：573-575.

［107］王孝康，王峰.《中风斠诠》对中风病理学理论的贡献［J］.中国中医药现代远程教育，2014，12（21）：1-4.

［108］周鑫惠，杨奕望.从《沈氏女科辑要》看清季民初中医妇科的发展［J］.浙江中医药大学学报，2014，38（5）：564-566.

［109］李彪.张山雷《本草正义》之学术思想述要［J］.世界中西医结合杂志，2014，9（6）：573-575.

［110］付婷婷，秦玉龙.张寿颐辨治咳嗽的经验［J］.时珍国医国药，2015，26（1）：216-217.

汉晋唐医家（6名）

张仲景　王叔和　皇甫谧　杨上善　孙思邈　王　冰

宋金元医家（18名）

钱　乙　成无己　许叔微　刘　昉　刘完素　张元素
陈无择　张子和　李东垣　陈自明　严用和　王好古
杨士瀛　罗天益　王　珪　危亦林　朱丹溪　滑　寿

明代医家（25名）

楼　英　戴思恭　王　履　刘　纯　虞　抟　王　纶
汪　机　马　莳　薛　己　万密斋　周慎斋　李时珍
徐春甫　李　梴　龚廷贤　杨继洲　孙一奎　缪希雍
王肯堂　武之望　吴　崑　陈实功　张景岳　吴有性
李中梓

清代医家（46名）

喻　昌　傅　山　汪　昂　张志聪　张　璐　陈士铎
冯兆张　薛　雪　程国彭　李用粹　叶天士　王维德
王清任　柯　琴　尤在泾　徐灵胎　何梦瑶　吴　澄
黄庭镜　黄元御　顾世澄　高士宗　沈金鳌　赵学敏
黄宫绣　郑梅涧　俞根初　陈修园　高秉钧　吴鞠通
林珮琴　章虚谷　邹　澍　王旭高　费伯雄　吴师机
王孟英　石寿棠　陆懋修　马培之　郑钦安　雷　丰
柳宝诒　张聿青　唐容川　周学海

民国医家（7名）

张锡纯　何廉臣　陈伯坛　丁甘仁　曹颖甫　张山雷
恽铁樵